Mein Gesundheitsproblem ist lösbar!

Ich kann gesund sein, wenn ich versuche, meine Krankheit, die durch die Ernährung bedingt ist, zu bekämpfen. Ich werde selbst aktiv, indem ich mich anders ernähre und alte Eßgewohnheiten über Bord werfe. Das Heilfasten und Vollwertkost ohne tierisches Eiweiß bieten eine große Chance, meine chronische Erkrankung zu überwinden. Diese Selbsthilfe erfordert zwar mein ganzes Engagement, dafür werde ich jedoch mit Schmerzfreiheit, Wohlbefinden und Lebensfreude belohnt. Mit meinem Erfahrungsbericht möchte ich allen chronisch Rheuma-Kranken einen Weg aus der Krankheit zeigen und sie zum Durchhalten ermuntern.

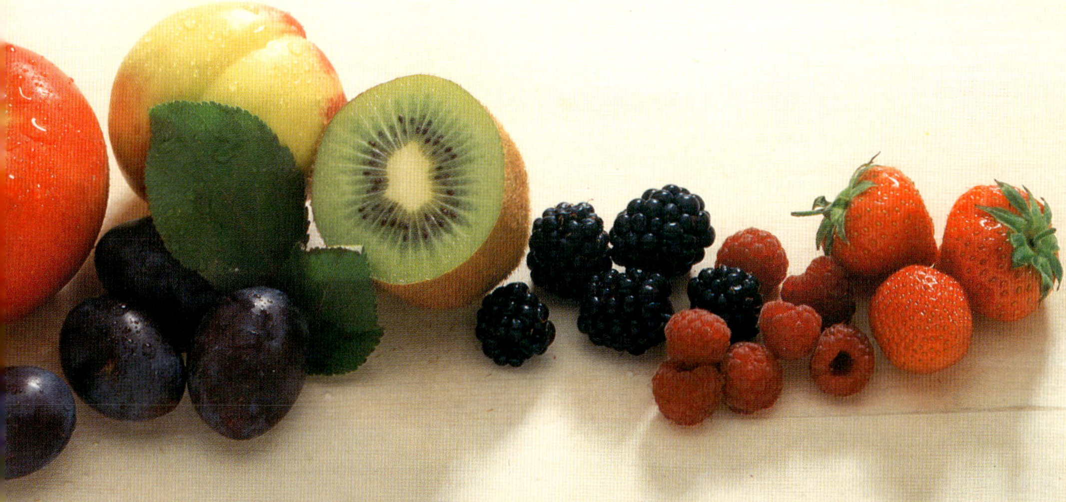

INHALT

Abkürzungen bei den Nährwertangaben

kJ   Kilojoule
kcal Kilokalorien
EW   Eiweiß
F   Fett
KH   Kohlenhydrate

Selbsthilfe durch Ernährung

Frau Madani war 3 Jahre lang meine Patientin. Sie litt an Rheuma, einer chronischen Krankheit, deren Ursache unbekannt ist, die lange dauern kann und schwer zu beeinflussen ist.

Die Zeit, in der sie frischen Rheumaschüben hilflos ausgeliefert war, ist nun endgültig vorbei. Um schmerzfrei leben zu können, braucht sie nur noch gelegentlich ärztliche Hilfe, da sie sich inzwischen selbst behandeln kann (siehe auch Wichtiger Hinweis Seite 64). Denn sie hat gelernt, mit ihrer Krankheit umzugehen und weiß jetzt sehr genau, daß ihr Wohlbefinden von dem abhängt, was sie ißt und daß es Lebensmittel gibt, die dafür verantwortlich sind, wenn es ihr schlecht geht. Frau Madani hat gelernt, ihre Ernährung auf eine wohlschmeckende Vollwertkost ohne tierisches Eiweiß umzustellen.

Ernährung und Krankheit

Seit langem ist bekannt, daß es einen Zusammenhang zwischen der Ernährung und dem Gesundheitszustand gibt. Einerseits wird der Körper durch die Nahrung mit den lebensnotwendigen Nährstoffen versorgt, andererseits haben aber spezielle »Nahrungsgifte« Einfluß auf individuelle, ererbte oder erst später erworbene Schwachstellen. Dies ist bei dem einen die Haut (Ekzem, Furunkulose), bei dem

anderen sind es die Schleimhäute (Infektanfälligkeit) oder das Atemorgan (Asthma) oder auch die Gelenke (Polyarthritis), die Sehnen und die Muskeln (Weichteilrheumatismus) oder die kleinen Blutgefäße (Durchblutungsstörungen an den Händen, Augen oder im Kopf; Migräne). Auch das Nervensystem kann durch Nahrungsgifte betroffen sein. Das äußert sich dann in Nervosität, Depression oder Schlaflosigkeit.

Ob die Ernährung wirklich Ursache für eine spezielle Erkrankung ist, muß jeder mit Hilfe eines diätetisch geschulten Arztes selbst herausfinden. Denn nur genaues Beobachten der Reaktionen auf bestimmte Nahrungsmittel liefert wertvolle Hinweise.

Obwohl die Produkte der Lebensmittelindustrie von den meisten Menschen vertragen werden, führen sie bei anderen zu einer Erkrankung, wenn auch zunächst schleichend und häufig unbemerkt. Immer mehr Menschen machen diese Erfahrung. Außerdem kann die Art und Weise der Nahrungsaufnahme, zum Beispiel hastiges Essen oder zu große Mengen, Krankheitserscheinungen hervorrufen. Schlecht gekautes und zu üppiges Essen gärt und fault im Darm, wodurch Giftstoffe entstehen, die über den Blutkreislauf in andere Körperregionen gelangen. Durch bestimmte Lebensmittel wie Eier, Wurst, Milch, Käse, Fisch oder manche Getreide (Gluten), vielleicht aber auch durch Nüsse, Zitrone oder Paprikaschote kann eine Erkrankung verschlimmert wer-

den. Möglicherweise sind es aber auch die Spritz-, Düngeoder Konservierungsmittel an oder in der Nahrung, die eine Erkrankung hervorrufen.

Wenn Sie unmittelbar nach dem Essen ein Krankheitssymptom, wie zum Beispiel Hautjucken oder Ausschlag, feststellen, dann handelt es sich um eine Nahrungsmittelallergie vom Soforttyp, deren Ursache Sie leicht aufspüren können. Ganz anders verlaufen Nahrungsmittelunverträglichkeiten, die sich in Spätreaktionen äußern; die Krankheit kommt nur scheinbar aus heiterem Himmel. Der Zusammenhang zwischen Essen und Krankheitsschub ist dann viel schwerer zu erkennen. Um herauszufinden, ob die Symptome ernährungsabhängig sind oder nicht, lasse ich die Betroffenen zunächst 1–3 Wochen fasten. Danach verordne ich eine einfache, spartanische Kost.

Die Krankheit von Frau Madani

Bei Frau Madani dauerte es 10 Jahre, bis die Diagnose »Reiter-Syndrom« gefunden wurde. Diese Sonderform von Rheuma befällt verschiedene Organsysteme wie Gelenke, Augen, Blase, Muskeln, Herz und Lymphbahnen zu verschiedenen Zeiten.

Obwohl Frau Madani mit den neuesten Medikamenten behandelt wurde, konnten diese lediglich Entzündungen dämpfen und Schmerzen lindern, nicht jedoch den Krankheitsverlauf in irgendeiner Weise ändern. Erst nach Jahren stellte Frau Madani einen Zusammenhang zwischen ihrer Krankheit und der Ernährung fest. Sie bemerkte, daß es ihr schon in dem Moment besser ging, als sie ihre Verstopfung mit Hilfe einer ballaststoffreichen Ernährung behoben hatte. Den zweiten entscheidenden Schritt veranlaßte ihr Hausarzt: Er wies Frau Madani in eine Fastenklinik ein.

Fasten als Heilmittel

Fasten ist wie »eine Operation ohne Messer«, denn Fasten ist ein tiefer Eingriff in den Gewebe- und Zellstoffwechsel, der nicht nur an einer kranken Stelle, sondern am ganzen Körper stattfindet. Fasten wirkt auf alle kranken Organe gleichzeitig. Dieses uralte Heilmittel ist ein entscheidender Impuls zur Änderung der Ernährungsgewohnheiten.

Fasten heißt:
• Verzicht auf Nahrung und damit auch auf alles, was schädigen könnte.
• Ausscheiden, was für den Körper giftig ist.
• Reinigen des Bindegewebes und damit Loswerden, was sich dort an Säuren, Schlacken, Resten von Bakterien sowie Medikamenten und Umweltgiften angesammelt hat.
• Wiederherstellen körpereigener Abwehrkräfte und natürlicher Selbstheilungsmöglichkeit. Allerdings sollen diejenigen, die keine Gewichtsreserven haben, zunächst nicht fasten, sondern

erst nach Rücksprache mit dem Arzt die Ernährung vorsichtig und schrittweise umstellen. Zur einfachen spartanischen Kost gehören:
• eine Milch-Semmel-Diät nach F. X. Mayr (ungeeignet für Milchallergiker),
• eine Schrothkur (für Leberbelastete nur ohne Alkohol),
• reine Rohkost nach Dr. Bircher-Benner (Voraussetzung ist gutes Kauvermögen),
• eine Reiskur nach Dr. Kousa,
• eine Ernährung nur mit Frischkornsuppen (ohne Milch).
Später können Sie zu einer frischkostreichen Vollwerternährung übergehen, wie sie Dr. Bruker und Dr. Schnitzer empfehlen. Wichtig dabei ist, daß sie hinsichtlich ihrer Verträglichkeit an individuelle Bedürfnisse angepaßt wird.

Fasten und Heilkost als Therapie

Wenn Sie mit Hilfe Ihres Arztes herausgefunden oder auch nur den Verdacht haben, daß Sie auf tierisches Eiweiß allergisch reagieren, sollten Sie Frau Madanis Buch zur Hand nehmen und sich 2 – 3 Monate nach ihren Rezepten ernähren. Um endgültig Gewißheit zu bekommen, müssen Sie diese Ernährung allerdings völlig konsequent und kompromißlos einhalten. Erst danach kommt der Gegenversuch. Essen Sie einmal eine Portion Fisch oder ein Ei, etwas Käse oder Schokolade und beobachten Sie sich selbst. Nimmt Ihnen Ihre Haut, Ihr Gelenk, Ihr Darm oder Ihr

Kopf (Migräne) das übel? Die Reaktion tritt entweder sofort oder erst ein paar Stunden nach dem Essen auf, oft aber auch erst 1 – 2 Tage später. Reagiert Ihr Körper auf diesen Test, dann wissen Sie: Diese Nahrungsmittel muß ich meiden und die Ernährung ohne tierisches Eiweiß fortsetzen! Und das heißt, alte Eßgewohnheiten ablegen. Dies ist zweifellos eine große Umstellung. Aber die Mühe lohnt sich, denn Sie werden mit weniger Schmerzen und größerem Wohlbefinden belohnt. Machen Sie sich klar:
• mein Gesundheitsproblem kann ich lösen,
• meine Krankheit kann ich überwinden,
• ich kann gesund sein.
Für Frau Madani ist der Verzicht auf jede Art von tierischem Eiweiß die Grundbedingung, um gesund zu werden und es auch zu bleiben.
Lassen Sie sich von Frau Madani führen. Alle Empfehlungen entstammen ihrer persönlichen Erfahrung, alle Rezepte ihrer eigenen »Versuchsküche«.

Dr. med. Hellmut Lützner

Rheuma – Ursachen und Behandlung

Weder die Entstehung noch die Behandlung von Rheuma wird aus medizinischer Sicht kaum mit der Ernährung in Verbindung gebracht. Ein Grund dafür ist, daß die Ursache bisher noch unbekannt ist, wobei die Erbanlagen wahrscheinlich eine wichtige Rolle spielen. Dem stehen allerdings langjährige Erfahrungen von Ärzten für Naturheilverfahren und von vielen Betroffenen gegenüber, die nach einer konsequenten Umstellung der Ernährung eine Besserung, wenn nicht sogar eine völlige Genesung erleben konnten. Diese Erfahrungen deuten darauf hin, daß die Ernährung nicht nur eine erfolgreiche Behandlungsmöglichkeit für Rheuma darstellt, sondern auch für ihre Entstehung mitverantwortlich sein kann.

Für den Betroffenen ist es sehr wichtig zu wissen, daß es Menschen gibt, die sich durch eine konsequente Umstellung ihrer Ernährungs- und Lebensgewohnheiten vom Rheuma befreit haben und völlig schmerzfrei leben. Deshalb ist dieser Erfahrungsbericht eine wertvolle Motivation für alle, die bisher zögerten, die Ernährung umzustellen.

Ernährung als Therapie

Die diätetische Behandlung von Rheuma hat jedenfalls mehrere Vorteile. Die in diesem Buch vorgestellte Ernährungsweise trägt einerseits zur Besserung der Krankheit und zur Gesunderhaltung bei. Andererseits hat sie sich auch bei der Behandlung von Zivilisationskrankheiten bestens bewährt. Ein weiterer Vorteil der diätetischen Behandlung ist, daß sie ohne negative Nebenwirkungen verläuft, was bei Medikamenten selten der Fall ist. Schon aus diesem Grund lohnt sich der Versuch einer Ernährungsumstellung. Bei einer Ernährungstherapie, die aus der Situation einer Selbsthilfe entstand, muß genau geprüft werden, ob alle lebenswichtigen Nähr- und Inhaltsstoffe in ausreichender Menge darin enthalten sind. Eine sorgfältige Analyse der hier vorgestellten Rezepte ergab, daß es sich um eine vollwertige Ernährung handelt, die auch ohne tierisches Eiweiß alle notwendigen Substanzen meist in optimalen Konzentrationen anbietet.

Für gesunde, körperlich inaktive Erwachsene beinhalten die Empfehlungen der Vollwert-Ernährung in erster Linie den Verzehr von pflanzlichen Lebensmitteln – auch in milchsaurer oder unerhitzter Form. Nahrungsmittel tierischer Herkunft sollten dagegen nur in geringen Mengen verzehrt werden. Wenn eine ernährungsabhängige Krankheit besteht, sollten diese allgemeinen Empfehlungen, je nach Art der Gesundheitsstörung, konsequenter befolgt werden, eventuell sogar bis zum völligen Verzicht auf Nahrungsmittel tierischer Herkunft.

Darauf kommt es an

Neben der Lebensmittelart sollte auf die Herkunft (ökologischer Anbau), Verarbeitung (möglichst wenig), Zubereitung (schonend) und Zusammensetzung (ausgewogen) der Nahrungsmittel geachtet werden. Die Ernährung sollte individuell ausgerichtet sein, da die Wirkungen von Person zu Person unterschiedlich sein können. Die Erfahrung zeigt, daß die Betroffenen, wenn sie Erfolg haben, diese Ernährungsweise auch langfristig beibehalten. Die Ernährung umzustellen ist natürlich nicht einfach, wie viele Menschen aus eigener Erfahrung wissen. Wenn es sich um schwierige Erkrankungen mit Schmerzen wie bei Frau Madani handelt, ist der Einstieg in eine neue Ernährungsweise in einer speziellen Kurklinik sicher eine große Hilfe. Da sich eine Fastenzeit zu Beginn der Ernährungsumstellung bewährt hat, sollte diese auch unter sachkundiger Aufsicht (siehe Wichtiger Hinweis Seite 64) durchgeführt werden.

Bis die medizinische Wissenschaft eindeutig nachweisen kann, wie Rheuma entsteht und erfolgreich vermieden oder behandelt werden kann, bietet die vegetarisch orientierte Ernährung eine erfolgversprechende Alternative. Der Gewinn kann sehr groß sein, das Risiko in Form von Nebenwirkungen ist praktisch nicht gegeben. Es gilt, diese Erkenntnisse mehr als bisher zu nutzen. Der Versuch lohnt sich allemal.

Prof. Dr. C. Leitzmann

Diagnose: Morbus Reiter

Etwa 25 Jahre hoffnungsloses Rheumaleiden liegen hinter mir. Ich habe einen Weg gefunden, der mir Linderung brachte. Deshalb ist es heute für mich die größte Freude, von meinen Erfolgen auf diesem Weg zu berichten (siehe Wichtiger Hinweis Seite 64).

Mit 18 Jahren traten in meinen Händen und Unterarmen erste rheumatische Schübe auf. In den Jahren danach dehnten sich die Schübe auf alle Gelenke und die Wirbelsäule aus. Blasen-, Harnröhren- und Bindehautentzündungen folgten, für die es keine Erklärung gab. Die Intensität der Schmerzen nahm derartig zu, daß ich mich kaum noch bewegen konnte. Ich suchte Hilfe und ließ viele Untersuchungen über mich ergehen. Jede Blutuntersuchung war jedoch ohne Befund. Lange Klinikaufenthalte folgten, bei denen dann ein Morbus Reiter diagnostiziert wurde. Behandlungen mit Cortison, Antirheumatika, Antibiotika, Sulfonamiden und Psychopharmaka zeigten keine Wirkung und führten mich in eine tiefe Sackgasse. Eine Medikamentenallergie löste die andere ab. Als hoffnungsloser Fall wurde ich schließlich entlassen.

Resignieren oder handeln?

Da ich mich jedoch mit 30 Jahren nicht meinem Schicksal überlassen wollte, suchte ich nach anderen Wegen. Chirotherapie, Naturheilkunde, Autogenes Training und Joga halfen mir zunächst weiter. Doch die Krankheit brach erneut aus, befiel auch noch Augenhintergrund und Herzmuskel. Ich konnte nicht einmal mehr Treppen steigen und war an die Einnahme von Schmerz- und Herzmedikamenten gebunden. Während eines Aufenthalts in einer anthroposophischen Klinik wurde ich unter anderem mit einer ovo-lakto-vegetabilen Kost (vegetarische Kost mit Eiern und Milch) behandelt, was meiner Abneigung gegen Fleisch und Wurst sehr entgegenkam und mir vorübergehend auch guttat. Die Besserung hielt leider nur 6 Monate an. Weitere 4 schmerzreiche Jahre vergingen. Inzwischen waren schwere Lymphstauungen, eine Belastungsinsuffizienz des Herzens und Entzündungsschübe die Regel.

Eines Tages erfuhr ich von meinem Hausarzt von einer Behandlungsmethode, die bei chronisch kranken Rheumapatienten erfolgreich angewandt wird. Bei dieser Methode stehen Heilfasten und vegetarische Vollwertkost im Vordergrund. In meiner Verzweiflung griff ich nach diesem Strohhalm.

31 Tage Heilfasten in einer Spezialklinik brachten mir die langersehnte Wende. Mit jedem Fastentag nahmen die Schmerzen ab. Ich wurde zusehends beweglicher, meine steinharten Muskeln lockerten sich. Und: Kaum zu glauben, nach 17 Fastentagen konnte ich in der Hocke sitzen und tanzen! Meine Gehstrecke – bisher 50 m, immer mit Klappstühlchen zum Ausruhen unter dem Arm – konnte ich bis 1 km ausdehnen. Während des Fastens nahm ich auch an einer Ernährungsumschulung teil. Dort lernte ich, wie ich mich zu Hause ohne tierisches Eiweiß ernähren kann. Denn ich war fest entschlossen, die Hilfe zur Selbsthilfe anzunehmen. Vom Erfolg motiviert, fiel es mir nicht schwer, mein erlerntes Ernährungswissen im Alltag umzusetzen. Täglich hatte ich neue Ideen für Rezepte ohne tierisches Eiweiß, die ich sofort ausprobierte.

Beim Sammeln der Rezepte kam mir der Gedanke, ein Kochbuch zu veröffentlichen, um damit anderen Rheumakranken zu helfen. Längst war mir klar: Auf die richtige Ernährung kommt es an. Bereits kleine »Fehlgriffe« wie das Essen von Kuchen, Käse, Quark, Ei, kleinen Mengen Fleisch und Fisch, sogar Butter, zogen Rückfälle nach sich. Ich erkannte: Meine Krankheit ist direkt abhängig von meiner Ernährung. Vollwertkost ohne tierisches Eiweiß ist die einzige Ernährungsform, um mir die erkämpfte Besserung zu erhalten. Zwar werde ich noch nicht ganz von Krisen verschont. Aber: Sie verlaufen jetzt kürzer und sind mit weniger Schmerzen verbunden. In solchen Situationen bringen mich Einläufe und Kurzzeitfasten rasch wieder ins Lot. Meine nun 3jährige Erfahrung mit »meiner Heilnahrung« hat mir bewiesen, daß mir ein sogenannter Verzicht Gewinn bringt, während Kompromisse für Rückschläge verantwortlich sind. Der neue Ernährungsweg verlangt von mir

Konsequenz und Disziplin, was nicht immer leicht ist. Ich weiß aber, daß er sich auf Dauer für mich auszahlt.

Wie stehe ich zu meiner Ernährung?

Durch leidvolle Erfahrung weiß ich jetzt endgültig, daß mein Heilmittel die Ernährung ist. Mit »meiner Ernährungsweise« leben mein Körper und meine Psyche wieder auf. Der Mittler bin ich selbst. Warum also diese Chance ungenutzt lassen? Wenn ich in Versuchung komme, Nahrungsmittel zu essen, die mir schaden können, blicke ich in Gedanken zurück und frage mich: Wie stand es vor der Ernährungsumstellung um Schwellungen, Schmerzen und Beweglichkeit? Will ich meinen derzeit guten Gesundheitszustand wegen eines Ernährungsfehlers riskieren? Meine Vernunft sagt nein! Ich bleibe stark, entscheide mich für meine Gesundheit und meine Heilnahrung.

Meine Familie ißt mit

Vollwertkost ohne tierisches Eiweiß bringt auch für Gesunde Vorteile, weil sie ausreichend lebenswichtige Nährstoffe enthält. Meine Familie überrasche ich mit liebevoll angerichteten Gerichten. Ich wünsche mir ihre Unterstützung und bekomme sie auch, da auch sie von meiner Gesundheit profitieren. Mit ständig neuen Gerichten, Zutaten und Lebensmittelkombinationen

mache ich sie neugierig. Auf diese Weise demonstriere ich, warum Getreide, Obst und Gemüse sowie Tofu gesünder sind als Weißmehl, raffinierter Zucker, Fleisch und Wurst. Wenn es meine Familie wünscht, kann ich alle Rezepte in diesem Buch mit Milchprodukten, wenig Eiern, etwas Fleisch oder Fisch ergänzen; natürlich nicht für mich.

Einladungen annehmen – ja oder nein?

Warum eigentlich nicht? Werde ich von Freunden eingeladen, verabrede ich mit ihnen vorher, auch für Vollkornbrötchen, Rohkost oder frischen Salat, Nüsse und eventuell Obst zu sorgen. Vegetarische Brotaufstriche bereite ich selbst zu, garniere und verpacke sie schön und nehme sie als Mitbringsel mit. Wenn ich genug Zeit habe, backe ich noch einen Kuchen. Da meine Freunde meine Krankengeschichte kennen, gehen sie gerne auf meine Wünsche ein. So gehe ich auch mit Einladungen von Menschen um, die ich nicht so gut kenne.

Es muß nicht immer Kuchen sein . . .

. . . Rosinen, Mandeln, Nüsse, Datteln oder getrocknete Aprikosen schmecken auch zum Tee. Unerwarteten Besuch überrasche ich mit einer phantasievoll angerichteten Obsttafel, denn frisches Obst habe ich immer zur Hand.

Essen unterwegs

Wenn ich länger unterwegs bin, muß ich mir vorher überlegen, was ich esse. Für solche Anlässe bereite ich mir vegetarische Sandwiches (Rezepte Seite 20–23) zu und nehme sie in einer Brotbox mit. Etwas Obst ist auch immer dabei. Mit Freude habe ich festgestellt, daß es immer mehr (wenn auch nicht genug) vegetarische Restaurants gibt, in denen ich eine Kleinigkeit für mich finde. In den üblichen Restaurants bleibt mir nichts anderes übrig, als eine vegetarische Salatplatte ohne Dressing, mit Pflanzenmargarine gedämpftes Gemüse, Pilze, Pell- oder Folienkartoffeln zu essen. Wenn ich Glück habe, stellt sich die Bedienung auf meine Wünsche ein und vermittelt zwischen der Küche und mir.

Wie helfe ich mir beim frischen Rheumaschub?

Melden sich Anzeichen wie Abgeschlagenheit, allgemeines Unwohlsein, Völlegefühl, Muskel- und Gelenkschmerzen, weiß ich sofort, was ich tun muß, um den drohenden Schub aufzuhalten oder zumindest abzuschwächen. Dann helfen nur Einläufe und Kurzzeitfasten. Mit Kurzzeitfasten von 2–3 Tagen bekomme ich die Krise wieder in den Griff.
Beide Maßnahmen habe ich in der Klinik unter ärztlicher Kontrolle gelernt. Einlauf und Kurzzeitfasten sind natürliche Selbsthilfen, dank derer ich auf Schmerzmittel verzichten kann.

Alles, was ich dazu brauche, kann ich in dem Buch »Wie neugeboren durch Fasten« von Dr. H. Lützner, Gräfe und Unzer Verlag, mit dem ich inzwischen gut vertraut bin, nachlesen. Ruhe, wohlige Wärme und genügend zu trinken helfen mir dabei.

Vollwertkost, was verstehe ich darunter?

Bei der Zubereitung meiner Mahlzeiten verwende ich möglichst nur natürliche, unverarbeitete Nahrungsmittel aus dem kontrolliert biologischen Anbau. Sie enthalten die für mich wichtigen Nährstoffe wie Mineralstoffe, Vitamine und Spurenelemente. Da ich auf tierisches Eiweiß verzichten muß, wähle ich alle Lebensmittel sehr sorgfältig aus, damit mein Körper auch wirklich alles bekommt, was er braucht. Dabei unterscheide ich Nahrungsmittel, die mir erfahrungsgemäß helfen und solche, die mir schaden. Die Tabelle auf Seite 9 gibt Ihnen darüber einen Überblick.

Das hat sich bewährt

• Mit einem kernigen Müsli zum Frühstück starte ich in den Tag. Bereits am Vorabend treffe ich einige Vorbereitungen, indem ich das Getreide in Wasser einweiche und im Kühlschrank über Nacht quellen lasse. Je nach Rezept weiche ich auch gleich einige Trockenfrüchte und Sonnenblumenkerne ein. Das Einweichwasser verwende ich dann mit. Kombiniert mit frischem Obst tanke ich wichtige Nährstoffe wie pflanzliches Eiweiß, Vitamine, Mineral- und Ballaststoffe. Außerdem macht mich das Müsli lange satt und bringt meinen Darm in Schwung.

• Salat und Rohkost stehen im Mittelpunkt meines Mittag- und Abendessens. Ich habe mir angewöhnt, den Salat oder die Rohkost immer vor dem Hauptgericht zu essen, weil die darin enthaltenen Inhaltsstoffe den Appetit anregen und den Verdauungsmechanismus in Gang setzen. Meistens kombiniere ich, entweder innerhalb einer Mahlzeit oder über den Tag verteilt, drei Gemüsesorten, die über der Erde wachsen (zum Beispiel Blattsalat, Paprika und Gurke) mit drei unterirdisch wachsenden Sorten, wie zum Beispiel Karotte, rote Bete und Kartoffel. Dies hat den Vorteil, daß ich optimal mit den verschiedenen Nährstoffen versorgt werde. Um diese lebenswichtigen Inhaltsstoffe zu erhalten, gehe ich mit den Zutaten möglichst schonend um. Salatblätter wasche ich zum Beispiel im ganzen unter fließendem Wasser und trockne sie in einer Salatschleuder. Je trockener der Salat ist, desto bekömmlicher ist er für mich. Wurzelgemüse, wie rote Bete und Karotten, bürste ich nur mit einer Gemüsebürste unter fließendem Wasser. Auf das Schälen verzichte ich. Erst unmittelbar vor der Zubereitung werden die Zutaten zerkleinert.

• Hauptbestandteil der Hauptgerichte ist Gemüse, Getreide und auch Tofu, in allen möglichen Variationen.

Beim Einkauf von Gemüse achte ich auf Frische und gute Qualität. Gegart wird es in wenig Olivenöl oder Pflanzenmargarine, das ich nur kurz erwärme. Das Gemüse wird darin mit wenig Wasser bißfest gedünstet. Stark erhitztes Fett vermeide ich unbedingt, weil es mir nicht gut bekommt. Wenn ich zum Kochen mehr Garflüssigkeit benötige, bereite ich aus dem Rest Suppen und Saucen zu. Manchmal verrühre ich die Flüssigkeit nur mit einigen Hefeflocken und trinke die Brühe noch warm.

• Neben einem Salatteller oder einer Rohkost gehören Vollkornbrot, das ich entweder selber backe oder kaufe, und selbstgemachte vegetarische Brotaufstriche (Rezepte Seite 16/17 und 20/21) zu meinem Abendessen. Je nach Appetit bereite ich mir aus gestifelten Karotten und Sellerie, einigen Gurkenscheiben, 1 kleinen in Viertel geschnittenen Zwiebel, einigen Paprikaringen, Tomatenscheiben und Petersilienzweigen einen Knabberteller zu. Dazu eine Salatsauce zum Dippen.

• Mit Getränken bin ich bei den Mahlzeiten eher zurückhaltend. Beim Mittag- und Abendessen verzichte ich ganz darauf. Zwischendurch trinke ich, so oft ich Durst verspüre.

• Bei meiner Zeiteinteilung beachte ich: Zuerst das Getreide, den Reis oder die Kartoffeln für die Beilage, dann das Gemüse für den Hauptgang aufsetzen. In der Zwischenzeit bereite ich den Salat oder die Rohkost mit dem Dressing zu.

Nahrungsmittel, die mir helfen	Nahrungsmittel, die mir schaden
• gereinigtes Getreide fürs Müsli, zum Backen, als Beilage	• Weißmehl und was daraus hergestellt wird, zum Beispiel Weißbrot, Brötchen, Graubrot, Kuchen, Nudeln, Gebäck; polierter Reis
• frisches Obst der Saison	• Obstkonserven
• frisches Gemüse, zum Beispiel Kartoffeln, Zwiebeln, Knoblauch, Champignons, Egerlinge, Tomaten; Blattsalat; mit Einschränkung auch tiefgefrorenes Gemüse	• Gemüsekonserven, lange gegartes Gemüse, aufgewärmte oder lang gekochte Speisen
• Keimlinge, zum Beispiel Roggenkeimlinge, Mungobohnenkeimlinge	
• kaltgepreßte Öle wie Olivenöl, Maiskeimöl, Sonnenblumenöl; reine Pflanzenfette	• tierische Fette wie Butter; pflanzliche gehärtete Fette, raffinierte Öle, stark erhitzte Fette
• reines Nußmus, Nüsse	• Nußaufstrich mit Zucker
• täglich mindestens 20 g Sonnenblumenkerne, Mandeln, Sesamsamen, 1 Teelöffel geschrotete Leinsamen	
• Tofu, Sojamilch, Sojamilch-Mixgetränke	• Milch und Milchprodukte wie Quark, Käse und Joghurt; Sauer- und Dosenmilch, Süß- und Sauerrahm
• Hülsenfrüchte (nur die, die ich vertrage, zum Beispiel Linsen, Kichererbsen)	
• nichtpasteurisiertes, milchsauer vergorenes Sauerkraut oder Gemüse; täglich etwa 50 g	
• frische oder getrocknete Kräuter, zum Beispiel Thymian, Dill, Estragon, Basilikum, Majoran, mindestens 5 g Petersilie täglich	• Würzkonzentrate, Fleischbrühe jeglicher Art
• täglich etwa 2 Eßlöffel Bierhefeflocken oder Bierhefetabletten	
• nicht aromatisierte Kräutertees, Malzkaffee, Mineralwasser, frisch gepreßte ungesüßte Säfte, milchsauer vergorene Gemüsesäfte	• alkoholische Getränke, mit Zucker gesüßte Säfte, Limonaden, Fruchtnektare, schwarzer Tee, Bohnenkaffee, Kakao
• Agar-Agar	• Gelatine
• zum Süßen: pürierte Bananen, ungeschwefelte und zerkleinerte Trockenfrüchte, wenig Imkerhonig, wenig Vollrohrzucker, wenig Ahornsirup	• raffinierter Zucker, Schokolade, Pralinen, Bonbons, gekochte Marmelade, Süßstoff, Pudding, Eis
	• tierisches Eiweiß in Form von Fleisch, Geflügel, Fisch und Schalentiere, Wurst, Eier
	• Fertiggerichte, Chips, Kartoffelpüreepulver

Meine Küchenhelfer

Um Zeit und Kraft zu sparen, brauche ich einige Geräte.

• Zu meiner Grundausstattung gehören ein Handrührgerät, ein Mixer und eine Küchenmaschine.

• Zum Raspeln von Obst und Gemüse brauche ich eine Rohkostreibe.

• Getreide läßt sich mit einer Getreidemühle schnell und leicht schroten oder fein mahlen.

• Blattsalate und Kräuter trockne ich in einer Salatschleuder.

• Salatsaucen rühre ich lieber mit einem kleinen Schneebesen. Noch unkomplizierter ist das Mixen in einem Schraubglas.

• Mit einem kleinen Kartoffelstampfer lassen sich Brotaufstriche fix zubereiten.

• Eine einfache Bürste verwende ich zum Säubern von Obst und Gemüse. Die Gemüsebürste darf nicht mit Spülmittel in Berührung kommen.

• Mit Hilfe einer Eieruhr habe ich lange Garzeiten im Griff.

• Auch gutes Kochgeschirr zahlt sich aus. So quellen Reis und Getreide in Edelstahlkochtöpfen mit Sandwichboden oder in Emailletöpfen viel besser.

• Ein Kuchenlöser hilft dabei, den Kuchen oder die Pizza vom Backblech zu heben.

Wichtige Zutaten von A bis Z

Die meisten hier genannten Zutaten kaufe ich im Reformhaus oder im Naturkostladen.

• Agar-Agar, ein pflanzliches Bindemittel aus Meeresalgen, verwende ich anstelle von Gelatine.

• Ahornsirup wird aus dem Saft des Ahornbaums gewonnen und sparsam zum Süßen verwendet. Er enthält wertvolle Mineralstoffe.

• Endoferm ist eine Gewürzmischung, die Curry und Gewürzkräuter und kein Kochsalz enthält. Gibt den Speisen eine pikante Note.

• Mit Gemüsebrühe würze ich Gemüse und Getreidegerichte, Suppen und Saucen. Beim Kauf achte ich darauf, daß sie statt Kochsalz Meersalz enthält und glutamatfrei ist.

• Bei Getreide wie Weizen, Dinkel, Grünkern, Hafer, Roggen und Gerste kaufe ich immer das volle Korn, Hirse dagegen nur geschält. Grütze, Schrot oder Mehl mahle ich selbst. Alle Getreidesorten enthalten viel pflanzliches Eiweiß, Vitamine, Mineralstoffe, Kohlenhydrate, Ballaststoffe und Enzyme. Dinkel hat einen hohen Kleberanteil und ist deshalb ideal zum Backen von Brot und Kuchen.

• Gewürze verwende ich sparsam, und bei der Auswahl achte ich auf die Bekömmlichkeit. Frisch gemahlener Pfeffer, Paprika- und Currypulver – alles in kleinen Mengen – vertrage ich sehr gut.

• Hefeflocken auf Bierhefe- oder Melassebasis liefern B-Vitamine und Eiweiß. Meistens streue ich sie über Saucen, Aufläufe, Suppen, Gemüsegerichte und Pizza.

• Hefepaste ist ideal für Salatsaucen und Brotaufstriche.

• Hülsenfrüchte versorgen mich mit pflanzlichem Eiweiß. Außerdem sind sie kohlenhydrat- und ballaststoffreich. Da sie das natürliche Gift Phasin enthalten, sollten sie nie roh gegessen werden. Gekeimte Hülsenfrüchte wie zum Beispiel Mungobohnenkeimlinge sollten Sie vor dem Verzehr vorsichtshalber immer erst in kochendem Wasser etwa 2 Minuten blanchieren. Das Einweichen der Hülsenfrüchte vor dem Kochen verkürzt die Kochzeit. Das Einweichwasser sollten Sie dann zum Kochen verwenden. Salzen sollten Sie grundsätzlich erst kurz vor Ende der Garzeit.
Probieren Sie aus, welche Hülsenfrüchte Ihnen am besten bekommen. Gute Erfahrungen habe ich mit Dicken Bohnen ohne Schale, Kichererbsen und Linsen gemacht.

• Kartoffeln bieten ein ausgewogenes Verhältnis an Stärke, pflanzlichem Eiweiß, Vitaminen und Spurenelementen. Keime und grüne Stellen sollten Sie wegen des giftigen Solanins herausschneiden. Am besten solche Kartoffeln erst gar nicht kaufen. Pellkartoffeln gare ich entweder nur halb bedeckt mit Wasser oder im Dämpfeinsatz. Auf Salzkartoffeln verzichte ich.

• Keimlinge der verschiedenen Samen verfeinern Suppen, Salate und Brotaufstriche. Sehr würzig schmecken die Sprossen von Sonnenblumenkernen, Linsen und Kresse. Mild im Geschmack sind Alfalfa, Weizenkeime und Sojasprossen. Auf Seite 11 erfahren Sie, wie Sie sie selbst ziehen können.

• Kräuter verwende ich frisch gehackt oder getrocknet.

• Kräutersalzmischungen sollen

Meersalz statt Kochsalz enthalten. Sie sind mit feingemahlenen Kräutern vermischt.

• <u>Meersalz</u> verwende ich sparsam und dann nur jodiertes, weil es mineralstoffreicher ist als das herkömmliche Kochsalz.

• <u>Naturreis</u> oder Vollkornreis ist im Gegensatz zum weißen Reis nicht geschält und poliert. Er enthält noch die wertvollen Nähr- und Wirkstoffe.

• <u>Obstessig</u> ist mild im Geschmack und ersetzt Weinessig. Ich verwende nur biologisch hergestellten Essig.

• Ich kaufe nur <u>Öl</u>, das kaltgepreßt, kaltgeschlagen, nicht raffiniert ist oder aus der ersten Pressung stammt. Sonnenblumen-, Distel- oder Walnußöl verwende ich für Salate und Rohkost, während ich in Olivenöl das Gemüse dünste. Es verliert dabei seinen strengen Geschmack.

• Butter ersetze ich durch reine <u>Pflanzenmargarine</u>, weil sie reich an mehrfach ungesättigten Fettsäuren ist. Zudem ist sie mit kaltgepreßtem Öl angereichert. Im Reformhaus werden zwei Sorten angeboten. Die eine eignet sich als Brotaufstrich und die andere zum Kochen und Backen.

• <u>Picata</u> ist eine Gewürzmischung, die Cayennepfeffer enthält, kochsalzfrei ist und leicht scharf schmeckt.

• <u>Senf</u> verwende ich nur in kleinen Mengen. Ich wähle nur solche Sorten, die zuckerfrei sind und die ich auch vertrage.

• <u>Shoyu-Sojasauce</u> ist eine meersalzhaltige Würzsauce für Salatsaucen, Brotaufstriche, Marinaden, Suppen und Gemüse.

• <u>Sojamilch</u> trinke ich anstelle von Kuhmilch, da sie wertvolles pflanzliches Eiweiß enthält. Ich verwende sie auch zum Backen und bereite mir Mixgetränke daraus zu.

• <u>Tamari-Sojasauce</u> ist eine Würzsauce mit Meersalz. Sie eignet sich zum Würzen von Dressings, Marinaden für Tofu, Suppen, Saucen und Gemüsegerichten.

• <u>Tofu</u> wird aus der Sojabohne hergestellt und ist frisch im Naturkostladen oder abgepackt im Reformhaus erhältlich. Ich kann zwischen neutralem, ungesalzenem sowie Kräutertofu, eingelegt in Hefebrühe, wählen. Er enthält wenig Ballaststoffe, deshalb kombiniere ich ihn mit Gemüse, Getreide, Rohkost oder Obst. Zum Aufbewahren lege ich offene Packungen und frischen Tofu in Wasser ein, das täglich gewechselt werden sollte. So hält er sich im Kühlschrank 2–3 Tage. Kräutertofu wird ohne Wasser kühl gestellt. Tofu ist für mich eine vielseitige Alternative zu Quark, Käse, Fleisch oder Wurst.

• <u>Tomatenmark</u> oder Tomatenpüree mische ich mit frischen Tomaten.

• Mit gemahlener <u>Vanille</u> würze ich Desserts und Kuchen. Dafür werden die ganzen Vanillestangen gemahlen.

• <u>Vollrohrzucker</u> ist nicht raffinierter, eingedickter und gefriergetrockneter Zuckerrohrsaft. Wegen der braunen Farbe bitte nicht mit dem braunen Zucker verwechseln. In kleinen Mengen setze ich ihn beim Backen, beim Selbermachen von Marmeladen und beim Zubereiten von Desserts ein.

• <u>Weinsteinbackpulver</u> ist ein phosphatfreies natürliches Backtriebmittel, das Backpulver ersetzen kann.

Selber keimen

1. Abends 1 Tasse Getreidekörner, zum Beispiel Roggen, Weizen, Hafer oder Mungobohnen, in einer Schüssel mit 4 Tassen handwarmem Wasser einweichen. Mit einem Teller abdecken und über Nacht quellen lassen. Das Einweichwasser abgießen. Das Getreide in einem Sieb handwarm abbrausen und abgedeckt tagsüber an einen schattigen Ort stellen.

2. Am nächsten Abend die Körner abbrausen, mit 2 Tassen Wasser bedecken und wieder über Nacht quellen lassen. Das Wasser abgießen, das Getreide abbrausen und tagsüber abgedeckt an einen schattigen Ort stellen.

3. Am dritten Abend das Getreide abgießen, abbrausen und nur knapp mit Wasser bedeckt eine weitere Nacht stehenlassen. Am nächsten Morgen abgießen und abbrausen.

4. Jetzt können Sie die Keimlinge für die Zubereitung von Salaten, Snacks, Brotaufstrichen, Desserts und Müslis verwenden. Keimlinge von Hülsenfrüchten sollten Sie vorher immer erst in kochendem Wasser etwa 2 Minuten blanchieren (Wichtiger Hinweis Seite 64). Abgedeckt halten sie sich im Kühlschrank 3–4 Tage.

Bananenmüsli

Zutaten für 2 Personen:
$^3/_4$ *Tasse Weizen, grob geschrotet*
(etwa 120 g)
1 Eßl. ungeschwefelte Rosinen
1 Eßl. Sonnenblumenkerne
1 mittelgroßer Apfel
1 reife Banane
1 Clementine

Gelingt leicht

Zubereitungszeit: etwa 15 Min.
(+ Quellzeit über Nacht)

Pro Portion etwa:
1400 kJ/330 kcal
11 g EW · 6 g F · 61 g KH
10 g Ballaststoffe

1. Den Weizenschrot in $^3/_4$ Tasse Wasser einweichen. Die Rosinen mit den Sonnenblumenkernen in $^1/_2$ Tasse Wasser einweichen. Alles über Nacht quellen lassen.

2. Den Apfel waschen, mit der Schale und den Kernen raspeln und zum Schrot geben.

3. Die Banane schälen, auf einem flachen Teller mit einer Gabel zermusen und dazugeben.

4. Die Clementine schälen, in Segmente teilen, diese kleinschneiden und 1 Eßlöffel davon zum Garnieren beiseite stellen.

5. Die Clementinenstückchen, die Rosinen, die Sonnenblumenkerne und das Einweichwasser mit den übrigen Zutaten verrühren. Mit den restlichen Clementinenstückchen garnieren.

Birnenmüsli

Zutaten für 2 Personen:
$^3/_4$ *Tasse Dinkel, grob geschrotet*
(etwa 120 g)
1 Eßl. ungeschwefelte Rosinen
1 mittelgroße Birne
1 Banane · 1 Teel. Zitronensaft
1 Prise Zimtpulver
1 Eßl. Sesamsamen

Gelingt leicht

Zubereitungszeit: etwa 10 Min.
(+ Quellzeit über Nacht)

Pro Portion etwa:
1100 kJ/260 kcal
8 g EW · 3 g F · 51 g KH
8 g Ballaststoffe

1. Den Dinkelschrot in $^3/_4$ Tasse Wasser einweichen. Die Rosinen in $^1/_4$ Tasse Wasser einweichen. Beides über Nacht quellen lassen.

2. Die Birne waschen, mit der Schale und den Kernen raspeln und zum Dinkelschrot geben.

3. Die Banane schälen, auf einem flachen Teller mit einer Gabel zermusen und dazugeben.

4. Die Rosinen mit dem Einweichwasser, dem Zitronensaft und den übrigen Zutaten verrühren. Mit dem Zimt und den Sesamsamen bestreut servieren.

Variante: Kirschmüsli
Statt 1 Birne können Sie auch 1 Tasse Süß- oder Sauerkirschen (etwa 150 g) – frisch oder tiefgefroren – verwenden. Statt Sesamsamen schmeckt auch 1 Eßlöffel gehackte Haselnüsse.

Beerenmüsli

Zutaten für 2 Personen:
$^3/_4$ *Tasse Hafer, grob geschrotet*
(etwa 120 g)
Wasser
1 kleiner Apfel
1 kleine Banane
1 Tasse Beeren (etwa 150 g), zum
Beispiel Him-, Erd-, Johannis-,
Brom- oder Heidelbeeren – frische
oder tiefgefrorene
1 Prise gemahlene Vanille
(Reformhaus)
2 Eßl. gehackte Pistazienkerne

Ganz einfach

Zubereitungszeit: etwa 10 Min.
(+ Quellzeit über Nacht)

Pro Portion etwa:
1600 kJ/380 kcal
11 g EW · 10 g F · 59 g KH
10 g Ballaststoffe

1. Den Haferschrot in $^3/_4$ Tasse Wasser einweichen und über Nacht quellen lassen.

2. Den Apfel waschen, mit der Schale und den Kernen raspeln und zum Haferschrot geben.

3. Die Banane schälen, auf einem flachen Teller mit einer Gabel fein zermusen und dazugeben.

4. Die Beeren waschen, putzen und mit einer Gabel etwas zerdrücken. Tiefgefrorene Beeren vorher antauen lassen. Die Beeren und die Vanille mit dem Müsli verrühren. Mit den Pistazien bestreut servieren.

Orangenmüsli

Zutaten für 2 Personen:

$^3/_4$ Tasse Sechskornmischung, grob
geschrotet (etwa 120 g)

1 Eßl. ungeschwefelte Rosinen

1 Eßl. Sonnenblumenkerne

1 kleiner Apfel

1 kleine Banane

1 kleine Orange

Gelingt leicht

Zubereitungszeit: etwa 15 Min.
(+ Quellzeit über Nacht)

Pro Portion etwa:
1400 kJ/330 kcal
10 g EW · 4 g F · 65 g KH
11 g Ballaststoffe

1. Den Sechskornschrot in $^3/_4$
Tasse Wasser einweichen. Die
Rosinen mit den Sonnenblumenkernen in $^1/_2$ Tasse Wasser einweichen. Den Schrot, die Rosinen und die Sonnenblumenkerne über Nacht quellen lassen.

2. Den Apfel waschen, mit der
Schale und den Kernen raspeln
und zum Sechskornschrot geben.

3. Die Banane schälen, auf
einem flachen Teller mit einer
Gabel fein zermusen und dazugeben.

4. Die Orange schälen, halbieren und auf einem Teller in
kleine Würfel schneiden, dabei
den Saft auffangen. 2 Eßlöffel
von den Orangenstückchen
zum Garnieren beiseite stellen.

5. Die Orangenstückchen, die
Rosinen und das Einweichwasser zum Müsli geben. Alles verrühren und mit den restlichen
Orangenstückchen servieren.

Aprikosen-müsli

Zutaten für 2 Personen:

$^3/_4$ Tasse Roggen,

grob geschrotet (etwa 120 g)

3 getrocknete, ungeschwefelte

Aprikosen

1 kleiner Apfel

1 kleine Banane

1 kleine Orange

1 Eßl. gehackte Walnußkerne

Gelingt leicht

Zubereitungszeit: etwa 15 Min.
(+ Quellzeit über Nacht)

Pro Portion etwa:
1400 kJ/330 kcal
9 g EW · 8 g F · 60 g KH
13 g Ballaststoffe

1. Den Roggenschrot in $^3/_4$
Tasse Wasser einweichen. Die
Aprikosen in $^1/_3$ Tasse Wasser
einweichen. Beides über Nacht
quellen lassen.

2. Den Apfel waschen, mit der
Schale und den Kernen raspeln
und zum Roggenschrot geben.

3. Die Banane schälen, auf
einem flachen Teller mit einer
Gabel fein zermusen und dazugeben.

4. Die Orange schälen, halbieren und auf einem Teller in kleine Stücke schneiden, dabei den
Saft auffangen. Von den Orangenstückchen etwa 2 Eßlöffel
zum Garnieren beiseite stellen.

5. Die Aprikosen kleinschneiden, mit dem Einweichwasser
und den Orangenstückchen
unter das Müsli rühren. Mit den
restlichen Orangenstückchen
und den Walnüssen garniert
servieren.

Tip!

Wer bereits die dritten
Zähne hat, braucht auf das
Müsli zum Frühstück nicht
zu verzichten. Es läßt sich
gut kauen, wenn Sie das
Getreide feiner schroten.
Wenn ich am Abend ein-
mal vergessen habe, das
Getreide zu schroten, kann
ich dies mit Hafer morgens
noch nachholen, denn er
braucht nur etwa 15 Minu-
ten zum Quellen.
Ist die Müsliportion größer
als mein Hunger, stelle ich
den Rest in den Kühlschrank
und esse ihn im Laufe des
Tages. Wichtig: Ich ver-
gesse nie, das Müsli gründlich zu kauen.

Pfirsichmüsli

Zutaten für 2 Personen:

3/4 Tasse Dinkel, grob geschrotet
(etwa 120 g)

3 getrocknete, ungeschwefelte
Aprikosen

1 Eßl. Sonnenblumenkerne

1 kleiner Apfel

1 kleine Banane

1 Pfirsich

Gelingt leicht

Zubereitungszeit: etwa 15 Min.
(+ Quellzeit über Nacht)

Pro Portion etwa:
1500 kJ/360 kcal
11 g EW · 7 g F · 64 g KH
10 g Ballaststoffe

1. Den Dinkelschrot in 3/4 Tasse
Wasser einweichen. Die Aprikosen mit den Sonnenblumenkernen in 1/2 Tasse Wasser einweichen. Den Schrot, die
Aprikosen und die Sonnenblumenkerne über Nacht quellen
lassen.

2. Den Apfel waschen, mit der
Schale und den Kernen raspeln
und zum Dinkelschrot geben.

3. Die Banane schälen, auf
einem flachen Teller mit einer
Gabel fein zermusen und dazugeben.

4. Den Pfirsich halbieren, entkernen, in dünne Spalten
schneiden und zwei Spalten
zum Garnieren beiseite legen.
Die restlichen Spalten würfeln
und ebenfalls zum Dinkelschrot
geben.

5. Die Aprikosen kleinschneiden, mit den Sonnenblumenkernen und dem Einweichwasser
zum Müsli geben. Alles verrühren und mit den Pfirsichspal-
ten garniert servieren.

Variante: Feigenmüsli

Statt getrockneter Aprikosen
können Sie auch 2 getrocknete
Feigen, die vorher eingeweicht
wurden, und statt Pfirsich 1 Kiwi
verwenden. Die Sonnenblumenkerne können Sie durch 1 Eßlöffel gehackte Mandeln ersetzen.

Tip!

Meine Müslis bereite ich
abwechselnd mit Weizen,
Roggen, Dinkel, Hafer oder
einer Sechskornmischung
zu, um die Palette der darin
enthaltenen Mineralstoffe
und Spurenelemente voll
auszunutzen. Am Abend
vorher wird das Getreide in
der Mühle geschrotet. Zum
Süßen verwende ich
Trockenfrüchte samt Ein-
weichwasser. Sonnenblu-
men- oder Kürbiskerne,
Nüsse oder Mandeln sor-
gen für den nussigen Ge-
schmack. Die Kerne und
Nüsse weiche ich bereits
abends unzerkleinert mit
den Trockenfrüchten ein. Je
nach Saison gebe ich am
nächsten Morgen noch fri-
sches Obst dazu.

Traubenmüsli

Zutaten für 2–3 Personen:

4 getrocknete, ungeschwefelte
Aprikosen

1 Eßl. Kürbiskerne

1 kleiner Apfel

1 kleine Banane

1 kleine Orange

1 Pfirsich

15 Weintrauben

1 Tasse Weizenkeimlinge
(etwa 140 g)

1 Eßl. Zitronensaft

Ganz einfach

Zubereitungszeit: etwa 20 Min.

Bei 3 Personen pro Portion etwa:
540 kJ/130 kcal
4 g EW · 3 g F · 23 g KH
5 g Ballaststoffe

1. Die Aprikosen und die Kürbiskerne in 1/2 Tasse Wasser
über Nacht einweichen.

2. Den Apfel waschen, mit der
Schale und den Kernen raspeln.
Die Banane schälen, auf einem
flachen Teller fein zermusen. Die
Orange schälen, halbieren und
würfeln. Den Pfirsich halbieren,
entkernen und kleinschneiden.
Die Trauben halbieren, eventuell
entkernen.

3. Die Aprikosen kleinschneiden. Mit dem Obst, den Keimlingen, den Kürbiskernen, dem
Einweichwasser und Zitronensaft mischen und servieren.

Im Bild oben: Pfirsichmüsli
Im Bild unten: Traubenmüsli

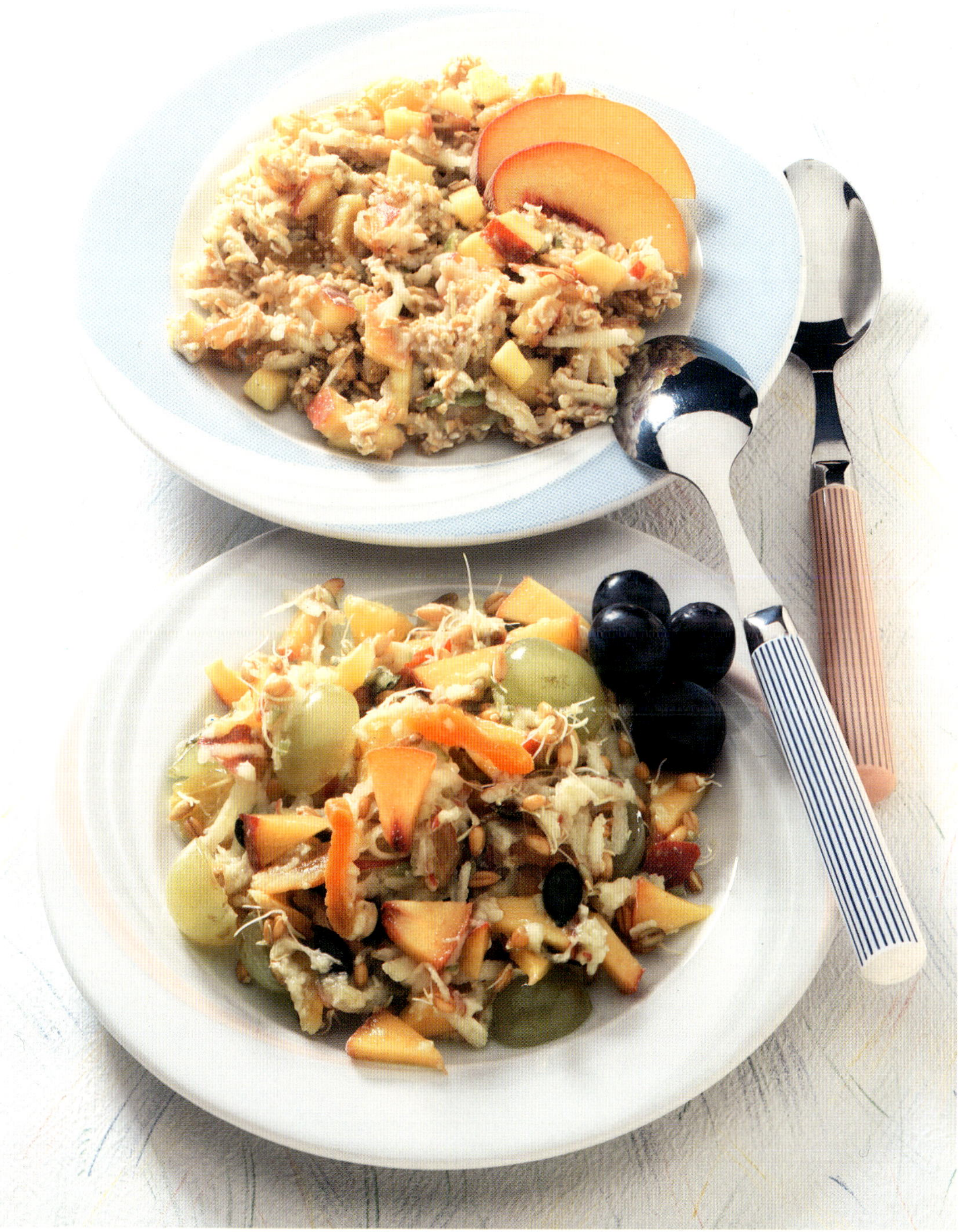

Die vegetarischen Brotaufstriche, die ich Ihnen auf dieser Seite vorstelle, schmecken zum Frühstück, zwischendurch und zum Abendbrot. Dazu esse ich Vollkornbrot und Rohkost.

Rohe Johannisbeer-marmelade

Zutaten für etwa 350 g:
2 ½ Tassen schwarze
Johannisbeeren, frisch oder
tiefgefroren (etwa 250 g)
3–4 Eßl. Vollrohrzucker oder Honig
2 Eßl. geschälte Sesamsamen

Schnell

Zubereitungszeit: etwa 15 Min.

Insgesamt etwa:
1400 kJ/330 kcal
6 g EW · 6 g F · 64 g KH
18 g Ballaststoffe

1. Die Beeren waschen oder auftauen und von den Rispen zupfen. Mit dem Vollrohrzucker oder dem Honig und den Sesamsamen im Mixer 3–4 Minuten pürieren.

2. Die Johannisbeermarmelade in ein Schraubglas füllen. Gut verschlossen bleibt sie im Kühlschrank 4–5 Tage frisch.

Tofucreme mit Egerlingen

Zutaten für 2 Personen:
¼ kleine, rote Paprikaschote, geputzt
1 großer Egerling oder Champignon
150 g Kräutertofu
1 Teel. Zwiebelwürfel
1 Eßl. frisch gehackte Petersilie
3 Eßl. kaltgepreßtes Öl
2 Teel. Zitronensaft
½ Teel. Tamari-Sojasauce
1 Teel. Senf
einige Tropfen Ahornsirup
1 Prise Picata
Kräutermeersalz
1 Blatt Eissalat
1 Tomate

Gut vorzubereiten

Zubereitungszeit: etwa 10 Min.

Pro Portion etwa:
900 kJ/210 kcal
6 g EW · 18 g F · 6 g KH
1 g Ballaststoffe

1. Die Paprikaschote waschen und fein würfeln. Den Egerling oder Champignon waschen, wenn nötig, putzen.

2. Den Tofu fein reiben. Mit den Zwiebeln, der Petersilie, dem Öl, dem Zitronensaft, der Sojasauce, dem Senf und dem Ahornsirup mit einem Minikartoffelstampfer zerdrücken. Mit dem Picata und Salz würzen.

3. Das Salatblatt waschen. Die Creme darauf häufen. Die Tomate waschen, in Scheiben schneiden und die Creme damit garnieren.

Avocadocreme

Zutaten für 2 Personen:
1 reife große Avocado
1 Tasse mit Schale geraspelte Zucchini (etwa 100 g)
1 Teel. Zwiebelwürfel
2 Teel. Senf
3 Teel. Zitronensaft
1 Teel. kaltgepreßtes Öl
1 Teel. Tamari-Sojasauce
½ Teel. frisch gehacktes Basilikum
Kräutermeersalz
frisch gemahlener schwarzer Pfeffer
1 Tomate
6 Zwiebelringe
6 Ringe von 1 grünen Paprikaschote
1 Eßl. frisch gehackte Petersilie

Gelingt leicht

Zubereitungszeit: etwa 15 Min.

Pro Portion etwa:
920 kJ/220 kcal
4 g EW · 21 g F · 5 g KH
4 g Ballaststoffe

1. Die Avocado halbieren, entkernen und mit einem Löffel aushöhlen. Mit den Zucchini, den Zwiebeln, dem Senf, dem Zitronensaft, dem Öl, der Sojasauce und dem Basilikum mit einem Minikartoffelstampfer zerdrücken und vermengen. Mit Salz und Pfeffer würzen. In der Tellermitte anrichten.

2. Die Tomate waschen und in 6 Scheiben schneiden. Die Creme mit den Zwiebel- und Paprikaringen und den Tomatenscheiben garnieren. Mit der Petersilie bestreut servieren.

Knäckebrot mit Curry-Aufstrich

Zutaten für 6 Scheiben Vollkorn-Knäckebrot:

1 süßer Apfel
1 Tasse fein geriebener Kräutertofu (etwa 150 g)
1 Eßl. Zwiebelwürfel
1 Teel. Senf
1 Teel. Zitronensaft
2 Eßl. kaltgepreßtes Öl
1 Teel. Tamari-Sojasauce
1–2 Prisen Currypulver
Kräutermeersalz
1 Orange · ½ Banane
1 Kiwi
6 Scheiben Vollkorn-Knäckebrot

Raffiniert

Zubereitungszeit: etwa 10 Min.

Pro Scheibe etwa:
470 kJ/110 kcal
3 g EW · 5 g F · 14 g KH
3 g Ballaststoffe

1. Den Apfel schälen, vom Kerngehäuse befreien und reiben. Den Tofu, die Zwiebeln, den Senf, den Zitronensaft, das Öl, die Sojasauce und den Curry dazugeben. Alle Zutaten mit einem Minikartoffelstampfer vermengen und leicht zerdrücken. Mit Salz würzen.

2. Die Orange, die Banane und die Kiwi schälen und jeweils in 6 Scheiben schneiden. Das Knäckebrot mit dem Aufstrich bestreichen. Jede Scheibe mit je 1 Orangen-, Bananen- und Kiwischeibe belegen.

Tofu-Aufstrich mit Blumenkohl

Zutaten für 2 Personen:

3 Blumenkohlröschen (etwa 100 g)
1 reife Banane
5 Ringe von 1 roten Paprikaschote (etwa 50 g)
1 Eßl. Zwiebelwürfel
½ Tasse neutraler, fein geriebener Tofu (etwa 70 g)
1 ½ Eßl. Kokosflocken
2 Eßl. Zitronensaft
1 Eßl. kaltgepreßtes Öl
2 Teel. Shoyu-Sojasauce
1 Prise jodiertes Meersalz
1 Prise Picata
1 Orange
1 Kiwi
1 Birne

Raffiniert • Für Gäste

Zubereitungszeit: etwa 15 Min.

Pro Portion etwa:
1000 kJ/240 kcal
6 g EW · 9 g F · 36 g KH
8 g Ballaststoffe

1. Die Blumenkohlröschen in eine kleine Schüssel mittelfein reiben. Die Banane schälen, auf einem flachen Teller mit einer Gabel zermusen und dazugeben. Die Paprikaschote würfeln. Dann zusammen mit den Zwiebeln, dem Tofu, den Kokosflocken, dem Zitronensaft, dem Öl, der Sojasauce, dem Salz und dem Picata vermischen. Mit einem Minikartoffelstampfer etwas zerdrücken. Den Aufstrich in der Mitte eines Tellers anrichten.

2. Die Orange, die Kiwi und die Birne schälen. Die Birne vom Kerngehäuse befreien. Das Obst klein würfeln und den Aufstrich damit rundherum garnieren.

Bananen-Tofu-Aufstrich

Zutaten für 2 Personen:

1 Banane
4 Eßl. Zitronensaft
2 Teel. Ahornsirup
1 Tasse neutraler, fein geriebener Tofu (etwa 150 g)
Zimtpulver
1 Clementine

Ganz einfach • Schnell

Zubereitungszeit: 5–10 Min.

Pro Portion etwa:
590 kJ/140 kcal
6 g EW · 3 g F · 22 g KH
2 g Ballaststoffe

1. Die Banane schälen, auf einem flachen Teller mit einer Gabel zermusen. Mit dem Zitronensaft und dem Ahornsirup zu dem Tofu geben. Alles vermischen und mit Zimt abschmecken. Den Aufstrich in einem Glasschälchen servieren.

2. Die Clementine schälen, in Segmente teilen und den Aufstrich damit garnieren.

Dinkelbrot

Zutaten für 2 Kastenformen von je
30 cm Länge:

1,3 kg Dinkel, mehlfein gemahlen

1 Eßl. jodiertes Meersalz

1 Eßl. Kümmel

1 Teel. gemahlener Koriander

4 Eßl. Sonnenblumenkerne

½ l Sojamilch ohne Geschmack

1 Tasse Mineralwasser (etwa 150 ml)

2 Eßl. kaltgepreßtes Öl

1 ½ Würfel Hefe

Für die Formen: Fett · Dinkelmehl

Braucht etwas Zeit

Zubereitungszeit: etwa 2 ½ Std.

Bei 25 Scheiben pro Brot
pro Portion etwa:
810 kJ/190 kcal
7 g EW · 3 g F · 33 g KH
5 g Ballaststoffe

1. Den Dinkel in eine Schüssel
geben. Das Salz, den Kümmel,
den Koriander und die Sonnenblumenkerne darüber streuen.

2. Die Sojamilch, 300 ml Wasser, das Mineralwasser und das
Öl in einen Topf geben. Die
Hefe hineinbröckeln und alles
bei schwacher Hitze handwarm
werden lassen, bis die Hefe
aufgelöst ist. Einmal umrühren.

3. Den Vorteig nach und nach
unter den Dinkelschrot rühren.
Mit der Küchenmaschine etwa
10 Minuten kneten, bis sich der
Teig vom Rand löst.

4. Den Teig in der Schüssel
samt Knethaken mit Alufolie abdecken. Den Teig 30−45 Minuten gehen lassen, bis sich

das Volumen verdoppelt hat.
Nochmals etwa 1 Minute mit
der Küchenmaschine kneten.
Falls der Teig zu weich ist, 2−3
Eßlöffel Schrot unterkneten.

5. 2 Kastenformen einfetten
und mit Mehl bestreuen. Den
Teig in 2 Hälften teilen. Die
Teighälften in die Kastenformen
geben. Mit nassen Händen
die Oberfläche glattstreichen,
abdecken und nochmals etwa
10 Minuten gehen lassen.

6. Beide Formen mit 1 Tasse
Wasser in den kalten Backofen
(unten) schieben. Die Brote bei
220° (Gas Stufe 3−4) in etwa
1 Stunde backen.

7. Das Brot vom Rand lösen,
auskühlen lassen und auf einen
Rost stürzen. Die Brote 1 Tag
stehenlassen, dann erst anschneiden.

Vollkorn-brötchen

Zutaten für 20 Brötchen:

½ l Sojamilch ohne Geschmack

125 ml Mineralwasser

2 Eßl. kaltgepreßtes Öl

1 Eßl. jodiertes Meersalz

1 Würfel Hefe

1 kg Weizen, mehlfein gemahlen

Zum Bestreuen: Mohn

Für das Blech: Backpapier

Braucht etwas Zeit

Zubereitungszeit: etwa 2 ½ Std.

Pro Stück etwa:
720 kJ/170 kcal
7 g EW · 2 g F · 31 g KH
5 g Ballaststoffe

1. Die Sojamilch, ⅛ l Wasser,
das Mineralwasser, das Öl und
das Salz in einen Topf geben.
Die Hefe hineinbröckeln und
alles bei schwacher Hitze handwarm werden lassen, bis die
Hefe aufgelöst ist. Diesen Vorteig umrühren und nach und
nach unter den Weizen rühren.

2. Den Teig mit der Küchenmaschine etwa 10 Minuten kneten, bis er sich vom Rand löst.

3. Den Teig in der Schüssel
samt Knethaken mit Alufolie
abdecken. Den Teig 30−45
Minuten gehen lassen, bis sich
das Volumen verdoppelt hat.
Nochmals etwa 1 Minute
kneten. Falls der Teig zu weich
ist, 2−3 Eßlöffel Schrot unterkneten.

4. Den Backofen auf 220° vorheizen (Gas Stufe 3−4). Ein
Blech mit Backpapier auslegen.

5. Mit nassen Händen 20 Brötchen formen und auf das Blech
legen. Zugedeckt noch etwa
10 Minuten gehen lassen.

6. Die Brötchen mit Wasser
bestreichen. Mit Mohn be-
streuen und im Backofen
(Mitte) in etwa 35 Minuten
goldbraun backen. Dann auskühlen lassen.

Bild oben: Dinkelbrot
Bild unten: Vollkornbrötchen

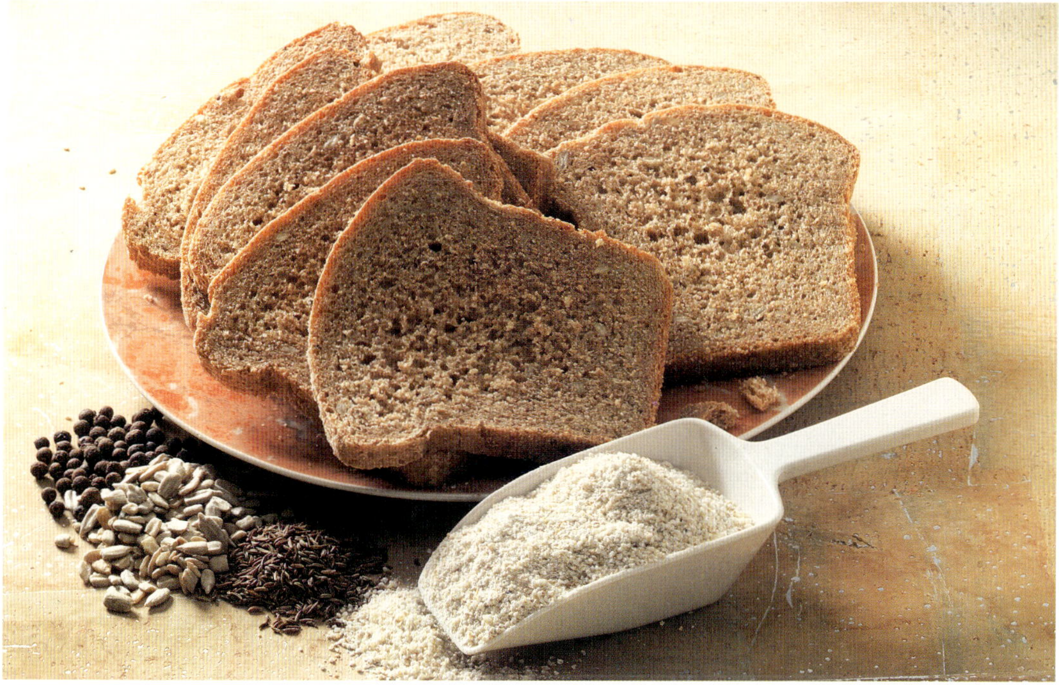

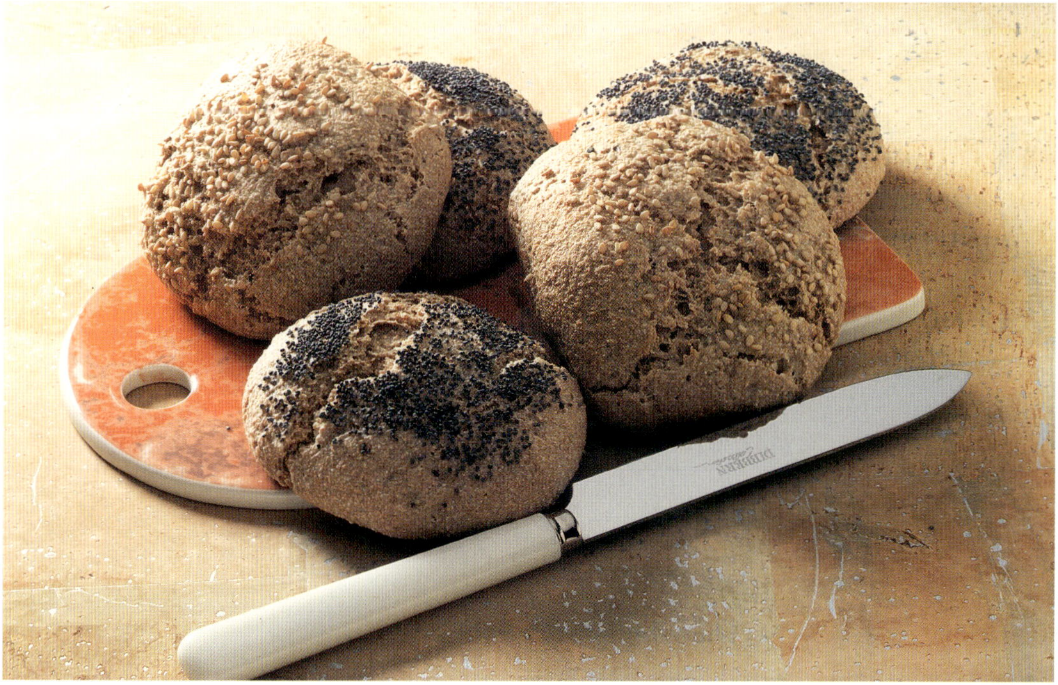

Die Aufstriche lassen sich mit frischen Kräutern geschmacklich abrunden. Sie schmecken zu Vollkornbrot oder Brötchen, sowohl zum Frühstück als auch zum Abendessen. Am Abend dann möglichst kombiniert mit einer Frischkost.

Tofu-Kräuter-Doppeldecker

Zutaten für 1 Person:
½ Tasse neutrale Tofuwürfel
(etwa 70 g)
Pflanzenmargarine
1 Teel. Senf
1 Teel. Zwiebelwürfel
1 Teel. frisch gehackte Petersilie
jodiertes Meersalz
2 Scheiben Vollkornbrot
4 dünne Ringe von 1 roten
Paprikaschote

Ganz einfach • Schnell

Zubereitungszeit: etwa 10 Min.

Etwa: 1300 kJ/310 kcal
14 g EW · 9 g F · 46 g KH
6 g Ballaststoffe

1. Die Tofuwürfel mit 1 Teelöffel Margarine, dem Senf, den Zwiebeln und der Petersilie in einer kleinen Schüssel mit einem Minikartoffelstampfer fein zerdrücken. Mit Salz würzen.

2. Das Vollkornbrot dünn mit Margarine und der Tofucreme bestreichen. Die Paprikaringe auf 1 Scheibe Brot verteilen und die zweite Scheibe darauf legen.

Snack mit Tofu und Gurke

Zutaten für 1 Person:
1 kleine milchsaure Gurke
(etwa 40 g)
½ Tasse neutrale Tofuwürfel
(etwa 70 g)
Pflanzenmargarine
1 Teel. Hefepaste
1 Teel. frisch gehackter Dill
Kräutermeersalz
2 große Scheiben Vollkornbrot
4 dünne Scheiben Rettich

Gelingt leicht

Zubereitungszeit: etwa 10 Min.

Etwa: 1200 kJ/290 kcal
10 g EW · 6 g F · 51 g KH
6 g Ballaststoffe

1. Die Gurke abtropfen lassen und auf einer Reibe fein reiben. Mit dem Tofu, 1 Teelöffel Margarine, der Hefepaste und dem Dill in einer kleinen Schüssel mit einem Minikartoffelstampfer fein zerdrücken. Mit Salz würzen.

2. Das Vollkornbrot dünn mit Margarine und dem Aufstrich bestreichen. Eine Brotscheibe mit dem Rettich belegen und die zweite Brotscheibe darauf legen.

Karotten-Aufstrich

Zutaten für 1 Person
1 Eßl. Pflanzenmargarine
3 Eßl. fein geriebene Karotte
2 Eßl. neutraler, fein geriebener Tofu
1 Eßl. gehackte Mandeln
1 ½ Eßl. fein geriebener Apfel
1 Prise jodiertes Meersalz
1 Prise Anis
½ Teel. Tamari-Sojasauce
1 Teel. frisch gehackte Kräuter, zum
Beispiel Petersilie und Zitronenmelisse
2 Scheiben Vollkornbrot
¼ kleine Banane

Gelingt leicht

Zubereitungszeit: etwa 10 Min.

Etwa: 1900 kJ/450 kcal
14 g EW · 17 g F · 64 g KH
10 g Ballaststoffe

1. Die Margarine, die Karotte, den Tofu, die Mandeln und den Apfel in einer kleinen Schüssel mit dem Salz, dem Anis, der Sojasauce und den Kräutern vermischen. Mit einem Minikartoffelstampfer zerdrücken.

2. Das Vollkornbrot mit dem Aufstrich bestreichen. Die Banane schälen, in Scheiben schneiden und auf 1 Scheibe Brot legen. Die andere Scheibe daraufklappen.

Avocado-Paprika-Creme

Zutaten für 1 Person:
½ kleine Avocado
2 Teel. Paprikawürfel
1 Teel. Senf
1 Prise Picata
1 Teel. frisch gehackte Kräuter, zum
Beispiel Schnittlauch und Petersilie
1 Teel. Hefeflocken
2 Spritzer Ahornsirup
1 Spritzer Zitronensaft
2 Scheiben Vollkornbrot
Pflanzenmargarine
4 dünne Scheiben Gurke

Ganz einfach

Zubereitungszeit: etwa 10 Min.

Etwa: 2100 kJ/500 kcal
14 g EW · 25 g F · 55 g KH
9 g Ballaststoffe

1. Die Avocado entkernen und schälen. Zusammen mit den Paprikawürfeln, dem Senf, dem Picata, den Kräutern, den Hefeflocken, dem Ahornsirup und dem Zitronensaft in einer kleinen Schüssel vermischen. Mit einem Minikartoffelstampfer zu einer streichfähigen Creme zerdrücken.

2. Das Vollkornbrot dünn mit Margarine und der Creme bestreichen. 1 Scheibe Brot mit den Gurkenscheiben belegen. Die andere Scheibe daraufklappen.

Apfel-Dattel-Snack

Zutaten für 1 Person:
4 frische Datteln
¼ kleiner Apfel
1 Walnußkern
2 Scheiben Vollkornbrot
Pflanzenmargarine
Zitronensaft

Ganz einfach • Raffiniert

Zubereitungszeit: 5–10 Min.

Etwa: 2000 kJ/480 kcal
10 g EW · 8 g F · 194 g KH
10 g Ballaststoffe

1. Die Datteln halbieren und entkernen. Den Apfel waschen, vom Kerngehäuse befreien und in dünne Spalten schneiden. Die Walnuß grob hacken.

2. Das Vollkornbrot mitteldick mit Margarine bestreichen. 1 Brotscheibe mit den Datteln belegen, die Walnusse darauf verteilen und etwas andrücken. Die andere Scheibe Brot mit den Apfelspalten belegen. Beide Scheiben mit etwas Zitronensaft beträufeln und dann zusammenklappen.

Meerrettich-Aufstrich

Zutaten für 1 Person:
½ Tasse neutrale Tofuwürfel
(etwa 70 g)
Pflanzenmargarine
1 gehäufter Teel. ungeschwefelter
Meerrettich aus dem Glas
1 Teel. Zwiebelwürfel
½ kleine gehackte Knoblauchzehe
1 Teel. Zitronensaft
1 Teel. frisch gehackte Petersilie
jodiertes Meersalz
2 Scheiben Vollkornbrot
¼ kleiner Apfel

Gelingt leicht

Zubereitungszeit: etwa 10 Min.

Etwa: 1500 kJ/360 kcal
15 g EW · 9 g F · 56 g KH
7 g Ballaststoffe

1. Die Tofuwürfel mit 1 Teelöffel Margarine, dem Meerrettich, den Zwiebeln, dem Knoblauch, dem Zitronensaft und der Petersilie in einer kleinen Schüssel vermischen. Mit einem Minikartoffelstampfer fein zerdrücken. Mit Salz würzen.

2. Das Vollkornbrot dünn mit Margarine und dem Aufstrich bestreichen. Den Apfel in dünne Scheiben schneiden und 1 Scheibe Brot damit belegen. Die andere Scheibe Brot daraufklappen.

Gemüse-
sandwich

Zutaten für 1 Person:

5 Eßl. Erbsen (etwa 60 g), frisch

gepalt oder tiefgefroren

Pflanzenmargarine

1 Teel. Tomatenmark

1 Teel. Senf

1 Teel. Zwiebelwürfel

½ Teel. Gemüsebrühe (instant)

1 Teel. gemischte, frisch gehackte

Kräuter, zum Beispiel Petersilie,

Schnittlauch, Bohnenkraut

etwas Tamari-Sojasauce

2 Scheiben Vollkornbrot

2 Blätter Eissalat

1 Tomate

1 Stengel Petersilie

6 in Öl eingelegte grüne oder

schwarze Oliven

Gut vorzubereiten

Zubereitungszeit: etwa 25 Min.

Etwa: 1700 kJ/400 kcal
14 g EW · 12 g F · 59 g KH
11 g Ballaststoffe

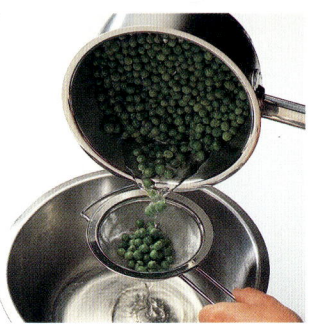

1. Die Erbsen in kochendem Wasser etwa 2 Minuten blanchieren. In einem Sieb abgießen, mit kaltem Wasser abschrecken und abtropfen lassen.

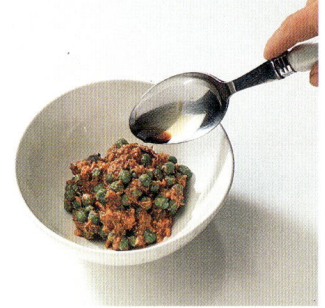

2. Für den Aufstrich 4 Teelöffel Margarine, das Tomatenmark, den Senf, die Zwiebeln und die Gemüsebrühe in einer kleinen Schüssel mit einer Gabel gut verrühren. Die Erbsen, die Kräuter und die Sojasauce unterrühren. Dann die Erbsen mit einem Minikartoffelstampfer etwas zerdrücken.

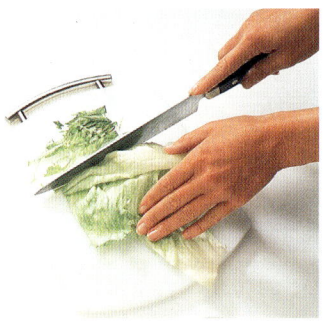

3. Das Vollkornbrot dünn mit Margarine und dem Aufstrich bestreichen. Den Eissalat waschen, trockenschleudern, in dünne Streifen schneiden und darauf verteilen.

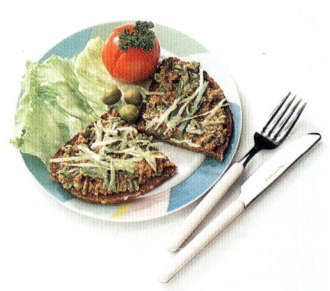

4. Die Tomate und die Petersilie waschen. Die Tomate auf der runden Seite einschneiden. Die Petersilienblättchen abzupfen und in die Tomatenöffnung geben. Das zweite Salatblatt auf einen Teller legen. Die Tomate, die Oliven und die Brote darauf dekorativ anrichten und etwa 10 Minuten ziehen lassen.

Roggenkeim-ling-Salat

Zutaten für 2 Personen:

1 Eßl. Obstessig

1 Teel. Senf

1 Teel. Tomatenmark

jodiertes Meersalz

½ Teel. Gemüsebrühe (instant)

Picata

4 Eßl. kaltgepreßtes Öl

1 Eßl. Zwiebelwürfel

½ Tasse neutrale Tofuwürfel
(etwa 70 g)

2 Eßl. frisch gehackte gemischte
Kräuter, zum Beispiel Thymian,
Basilikum und Petersilie

1 Tasse Roggenkeimlinge
(etwa 130 g)

4 Blätter Kopfsalat

1 Tomate

6 Gurkenscheiben

einige Zwiebelringe

Schmeckt auch zum Abendessen

Zubereitungszeit: etwa 15 Min.

Pro Portion etwa:
2000 kJ/480 kcal
4 g EW · 22 g F · 4 g KH
2 g Ballaststoffe

Variante:
Gefüllte Paprika
Je 1 kleine rote und gelbe Paprikaschote waschen, halbieren,
vom Stiel, von den Kernen und
den Trennwänden befreien. Die
Paprikahälften mit dem Roggenkeimling-Salat füllen und auf einem Teller anrichten. Die Lücken
mit Blattsalat ausfüllen und mit
gehackten Kräutern bestreuen.

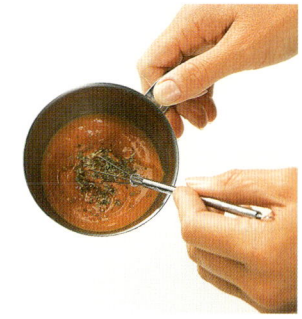

1. Den Obstessig, den Senf, das Tomatenmark, Salz, die Gemüsebrühe und Picata mit einem kleinen Schneebesen in einer Tasse glattrühren. Mit dem Öl zu einer sämigen Sauce ver-rühren.

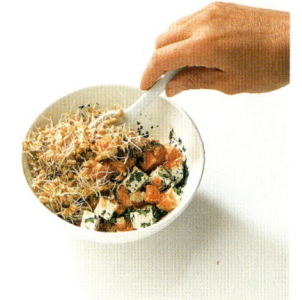

2. Die Sauce mit den Zwiebel-würfeln, dem Tofu, 1 Eßlöffel Kräuter und den Keimlingen gut vermengen.

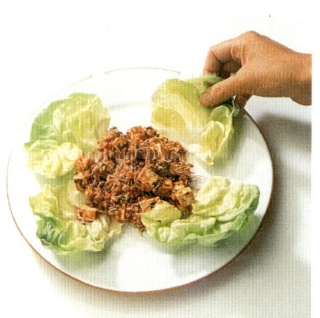

3. Die Salatblätter waschen, trockenschleudern und auf einem Teller anrichten. Den Sa-lat in der Mitte des Tellers hügel-förmig anrichten.

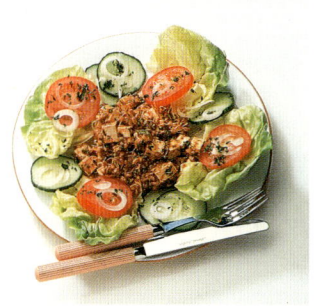

4. Die Tomate waschen, von dem Stielansatz befreien und in Scheiben schneiden. Den Salat mit den Tomaten-, den Gurken-scheiben und den Zwiebel-ringen garnieren. Mit den rest-lichen Kräutern bestreut servieren.

Karottensalat

Zutaten für 2 Personen:

1 ½ Eßlöffel Obstessig

jodiertes Meersalz

½ Teel. Gemüsebrühe (instant)

½ Teel. Senf

einige Tropfen Ahornsirup

½ Teel. Tamari-Sojasauce

Picata

½ Tasse kaltgepreßtes Öl

3 mittelgroße Karotten

1 Apfel

½ Banane

1 Teel. Zwiebelwürfel

2 Eßl. Haferkeimlinge

2 Teel. frisch gehackte gemischte Kräuter

einige Kopfsalatblätter

Schmeckt auch zum Abendessen

Zubereitungszeit: etwa 15 Min.

Pro Portion etwa:
800 kJ/190 kcal
2 g EW · 6 g F · 18 g KH
7 g Ballaststoffe

1. Für die Sauce den Obstessig, Salz, die Gemüsebrühe, den Senf, den Ahornsirup, die Sojasauce, Picata und das Öl in ein Schraubglas geben, dieses verschließen und 1–2 Minuten kräftig schütteln.

2. Die Karotten unter fließendem Wasser abbürsten. Den Apfel waschen und halbieren. Die Banane schälen. Die Karotten, den Apfel und die Banane raspeln.

3. Die Zwiebelwürfel, die Haferkeimlinge, 1 Teelöffel Kräuter und 3 Eßlöffel Salatsauce dazugeben und vermischen.

4. Die Salatblätter waschen, trockenschleudern und auf einen Teller legen. Den Karottensalat in der Mitte hügelförmig anrichten. Mit der restlichen Salatsauce beträufeln und mit den restlichen Kräutern bestreut servieren.

Gefüllte Tomaten

Zutaten für 2 Personen:

2 Fleischtomaten oder

4 große Tomaten

150 g neutraler Tofu

2 Eßl. kaltgepreßtes Öl

1 Teel. Obstessig

jodiertes Meersalz

4–5 kleine, milchsauer eingelegte Gurken

½ Teel. Senf

1–2 Weizenkeimlinge

1 Teel. Schnittlauchröllchen

frisch gemahlener schwarzer Pfeffer

einige Dillzweige

Gelingt leicht • Für Gäste

Zubereitungszeit: etwa 15 Min.

Pro Portion etwa:
920 kJ/220 kcal
12 g EW · 15 g F · 13 g KH
5 g Ballaststoffe

1. Die Tomaten waschen. Von den Tomaten einen Deckel abschneiden. Mit einem kleinen Löffel das Innere herauslösen und die Tomaten umgekehrt abtropfen lassen. Das Fruchtfleisch aufheben und daraus einen Tomatencocktail (siehe Variante) zubereiten.

2. Den Tofu, ½ Tasse Wasser, das Öl, den Essig und Salz im Mixer fein pürieren. Die Gurken fein würfeln. Zusammen mit dem Senf, den Keimlingen und den Schnittlauchröllchen verrühren. Mit Pfeffer würzen.

3. Die ausgehöhlten Tomaten mit der Tofu-Mayonnaise füllen, den Deckel auflegen. Mit Dillzweigen garnieren.

Variante: Tomatencocktail
Die Tomaten wie beschrieben aushöhlen. Das Fruchtfleisch im Mixer fein pürieren. Mit einer Gabel 1 Teelöffel Öl, 1–2 Teelöffel Hefeflocken, einige Spritzer Tamari-Sojasauce, 1 Prise Picata und Meersalz unterrühren. In 2 Gläser füllen und mit je 2–3 Blättchen Zitronenmelisse, Petersilie oder Dill garnieren. Zu den gefüllten Tomaten servieren.

Wassermelonen-Drink

Dieser Fruchtsaft weckt an heißen Sommertagen meine Lebensgeister. Zudem wirkt er entwässernd.

Zutaten für etwa 4 Gläser:

½ mittelgroße, reife, gekühlte

Wassermelone

4 Strohhalme

Schnell • Für Gäste
Spezialität aus dem Iran

Zubereitungszeit: etwa 5 Min.

Pro Glas etwa:
370 kJ/88 kcal
2 g EW · 0 g F · 19 g KH
1 g Ballaststoffe

1. Die Wassermelone halbieren, schälen, in große Stücke schneiden und möglichst alle Kerne entfernen.

2. Das Fruchtfleisch im Mixer etwa 2 Minuten pürieren. Den Melonensaft in hohen Gläser mit je einem Strohhalm servieren.

Birnen-Bananen-Shake

Diesen Shake trinke ich manchmal auch zu meinem Abendessen statt Tee.

Zutaten für 2 Personen:
1 weiche, süße Birne
1 reife Banane
½ l Sojamilch ohne Geschmack
1 Prise gemahlene Vanille
Saft von ½ unbehandelten Zitrone
3–4 Teel. Honig

Für zwischendurch
Schnell

Zubereitungszeit: etwa 5 Min.

Pro Portion etwa:
890 kJ/210 kcal
10 g EW · 4 g F · 34 g KH
4 g Ballaststoffe

1. Die Birne schälen, vom Kerngehäuse befreien und kleinschneiden. Die Banane schälen und in Stücke schneiden. Die Birne, die Banane, die Sojamilch, die Vanille, den Zitronensaft und den Honig im Mixer etwa 2 Minuten pürieren. In Gläser füllen und servieren.

Tip!

Getränke aus Sojamilch sind für mich eine gute Alternative zur Kuhmilch, die ich nicht vertrage. Damit ich Abwechslung habe, verwende ich für meine Shakes reifes, weiches Obst wie Aprikosen, Beeren oder Orangen. Zimt, Ingwer oder Anis geben dem Getränk die besondere Würze.

Vitamin-Mix

Zutaten für 2 Personen:
2 weiche Tomaten
½ kleine Zwiebel
½ Avocado
½ grüne Paprikaschote
3 Champignons
1 kleines Stück Gurke
1 kleine Karotte
2 große Blätter Eissalat
½ Tasse neutrale Tofuwürfel
(etwa 70 g)
½ Teel. Basilikum, frisch oder
getrocknet
1 Teel. Zitronensaft
jodiertes Meersalz
½ Teel. Gemüsebrühe (instant)
1 Teel. Hefepaste
½ Teel. Senf
3 Eßl. kaltgepreßtes Öl
frisch gemahlener schwarzer Pfeffer
1–2 Eßl. Hefeflocken
1–2 Eßl. Keimlinge
1–2 Eßl. frisch gehackte Petersilie

Gelingt leicht

Zubereitungszeit: etwa 20 Min.

Pro Portion etwa:
1600 kJ/380 kcal
13 g EW · 31 g F · 16 g KH
9 g Ballaststoffe

1. Die Tomaten waschen, halbieren, dabei den Stielansatz herausschneiden. Die halbe Zwiebel schälen und vierteln. Die halbe Avocado entkernen und das Fruchtfleisch herauslösen. Die Paprikaschote waschen, von den Kernen und den Trennwänden befreien und vierteln. Die Champignons waschen und halbieren. Die Gurke waschen und in Stücke schneiden. Die Karotte unter fließendem Wasser abbürsten und kleinschneiden. Die Salatblätter waschen und zerteilen.

2. Das Gemüse, den Tofu, das Basilikum, den Zitronensaft, Salz, die Gemüsebrühe, die Hefepaste, den Senf und das Öl im Mixer pürieren, bis die Masse sämig ist. Dabei den Mixer zwischendurch abschalten und umrühren. Eventuell mit Salz nachwürzen.

3. Den Vitamin-Mix in zwei Suppenteller geben, mit Pfeffer, den Hefeflocken und den Keimlingen bestreuen. Den Rand mit der Petersilie bestreuen.

Kopfsalat mit Orangen

Zutaten für 3–4 Personen:

3 Eßl. Obstessig

jodiertes Meersalz

1 Teel. Gemüsebrühe (instant)

1 Teel. Senf

3/4 Teel. Ahornsirup

1 Tasse kaltgepreßtes Sonnenblumenöl

1 Tasse neutrale Tofuwürfel (etwa 150 g)

1 großer Kopfsalat

1 Orange

1 mittelgroße, rote Zwiebel

2 mittelgroße Birnen

3 Tomaten

6–8 Radieschen

2 Eßl. in Öl eingelegte schwarze Oliven

je ein paar Petersilien- und Dillzweige

Raffiniert • Für Gäste

Zubereitungszeit: etwa 30 Min.

Pro Portion etwa:
1500 kJ/360 kcal
5 g EW · 29 g F · 16 g KH
5 g Ballaststoffe

1. Den Obstessig, Salz, die Gemüsebrühe, den Senf, den Ahornsirup und das Öl in ein Schraubglas geben. Das Glas verschließen und 1–2 Minuten kräftig schütteln. Die Sauce in eine Schüssel geben und die Tofuwürfel darin einlegen.

2. Vom Kopfsalat die äußeren Salatblätter entfernen, die übrigen Blätter vorsichtig vom Strunk lösen, waschen und trockenschleudern.

3. Die Orange und die Zwiebel schälen. Die Orange in dünne Scheiben und die Zwiebel in dünne Ringe schneiden. Die Birnen schälen, vierteln, vom Kerngehäuse befreien und in Spalten schneiden. Die Tomaten und die Radieschen waschen. Die Tomaten in dünne Scheiben schneiden, dabei den Stielansatz entfernen. Die Radieschen oben kreuzweise bis zur Mitte einschneiden.

4. Eine große Servierplatte dekorativ mit den Kopfsalatblättern, Orangenscheiben, Birnenspalten, Tomatenscheiben, Radieschen und Zwiebelringen belegen. Dazwischen die Oliven sowie Petersilien- und Dillzweige verteilen. Die Tofuwürfel aus der Marinade nehmen und auf dem Salat verteilen. Diese Marinade getrennt dazu servieren.

Feldsalat mit Tomaten

Zutaten für 2 Personen:

2 Eßl. Zitronensaft

jodiertes Meersalz

1/2 Teel. Gemüsebrühe (instant)

1/2 Teel. Hefepaste

1/2 Tasse kaltgepreßtes Öl

100 g Feldsalat

1 kleine Zwiebel

3–4 Tomaten

4 mittelgroße Champignons

Gelingt leicht

Zubereitungszeit: etwa 20 Min.

Pro Portion etwa:
1200 kJ/290 kcal
4 g EW · 26 g F · 9 g KH
6 g Ballaststoffe

1. Den Zitronensaft, Salz, die Brühe, die Hefepaste und das Öl in einem Schraubglas 1–2 Minuten kräftig schütteln.

2. Den Feldsalat waschen, putzen und trockenschleudern. Die Zwiebel schälen und in Ringe schneiden. Die Tomaten waschen und in dünne Scheiben schneiden. Die Champignons waschen und blättrig schneiden.

3. Den Feldsalat mit der Hälfte der Zwiebelringe und 3 Eßlöffeln Salatsauce vermischen und in der Mitte eines Tellers hügelförmig anrichten.

4. Je 1 Reihe Tomaten- und Champignonscheiben um den Feldsalat legen. Die restlichen Zwiebelringe darauf verteilen und mit der restlichen Salatsauce beträufeln.

Bild oben: Kopfsalat mit Orangen
Bild unten: Feldsalat mit Tomaten

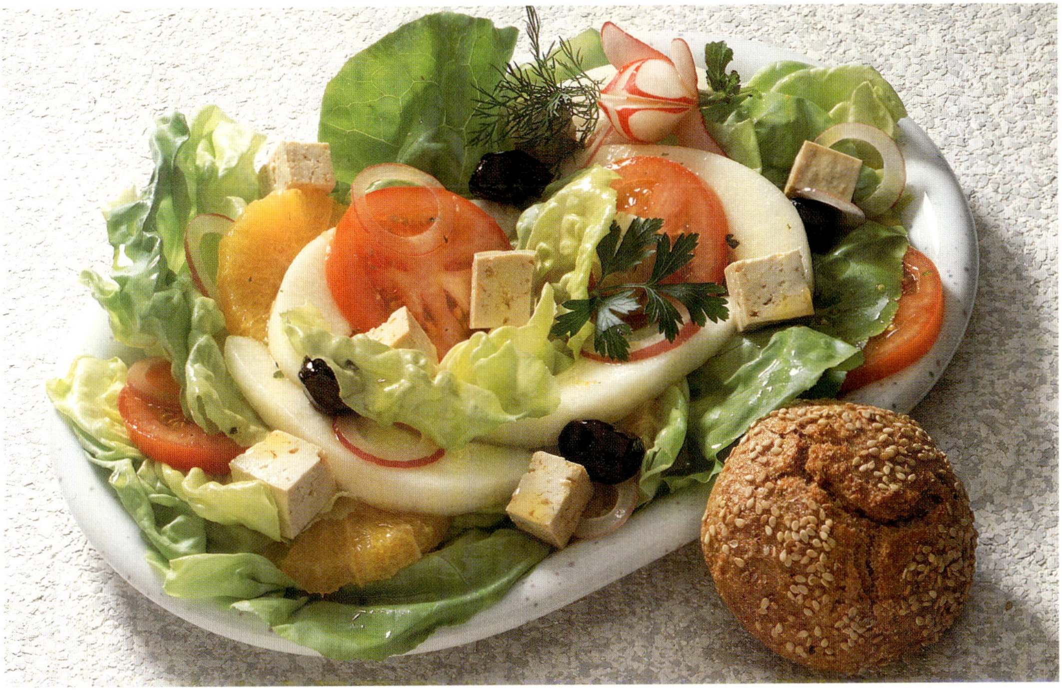

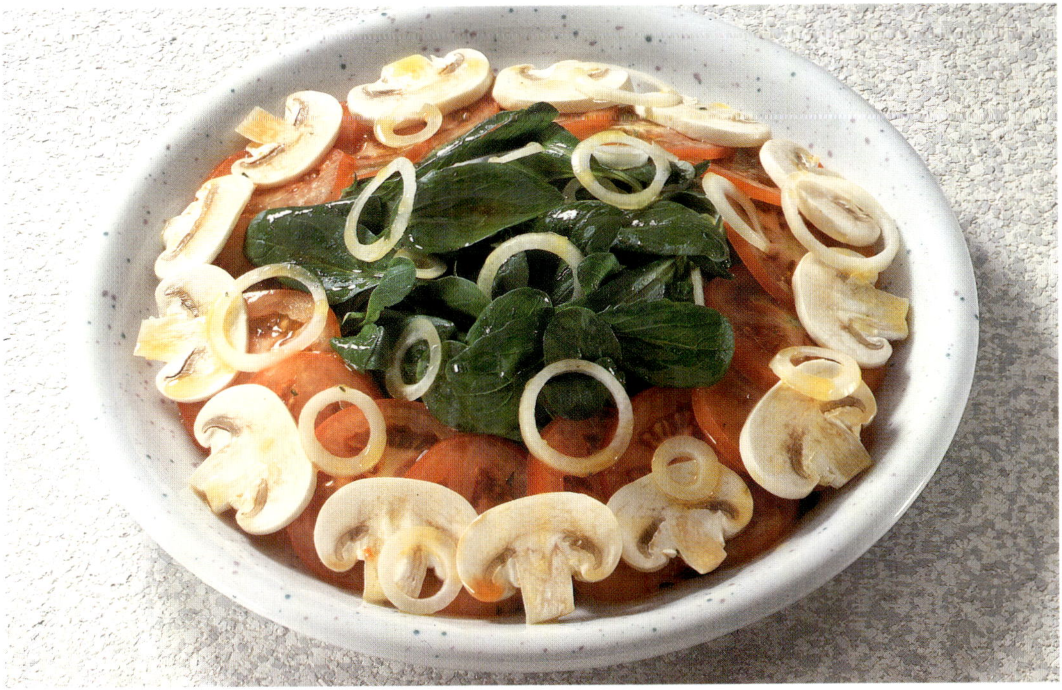

Zucchinisalat mit Tofu

Zutaten für 2 Personen:

1 ½ Eßl. Obstessig

jodiertes Meersalz

½ Teel. Gemüsebrühe (instant)

½ Teel. Meerrettichsenf

½ Teel. getrockneter Estragon

½ Tasse kaltgepreßtes Öl

2 kleine Zucchini

1 Eßl. Sonnenblumenkerne

½ Tasse Kräutertofuwürfel

(etwa 70 g)

6 Radieschen

6 Blätter Friséesalat

einige Zwiebelringe

1–2 Teel. Schnittlauchröllchen

Braucht etwas Zeit

Zubereitungszeit: etwa 25 Min.

Pro Portion etwa:
1100 kJ/260 kcal
3 g EW · 27 g F · 2 g KH
1 g Ballaststoffe

1. Den Obstessig, Salz, die Gemüsebrühe, den Senf, den Estragon und das Öl in ein Schraubglas geben. Das Glas verschließen und 1–2 Minuten kräftig schütteln.

2. Die Zucchini waschen, vom Stiel- und Blütenansatz befreien und in dünne Scheiben schneiden. Mit den Sonnenblumenkernen, dem Tofu und 3 Eßlöffeln Salatsauce vermischen.

3. Die Radieschen putzen, waschen und achteln. Die Salatblätter waschen, trockenschleudern, halbieren und auf dem Tellerrand anrichten.

4. Den Zucchinisalat in die Mitte geben. Die Radieschenachtel und die Zwiebelringe auf den Salatblättern verteilen. Mit der restlichen Salatsauce beträufeln und mit den Schnittlauchröllchen bestreuen.

Kohlrabi-Haselnuß-Salat

Zutaten für 2 Personen:

1 mittelgroßer Kohlrabi

1 mittelgroße Birne

1 ½ Eßl. Obstessig

jodiertes Meersalz

½ Teel. Gemüsebrühe (instant)

½ Teel. Senf

½ Teel. Ahornsirup

½ Teel. Tamari-Sojasauce

½ Tasse kaltgepreßtes Öl

5–6 kleine Blätter Eissalat

1 Eßl. gemahlene Haselnüsse

½ rote Paprikaschote, geputzt

einige Zwiebelringe

1 Eßl. frisch gehackte Petersilie

Preiswert

Zubereitungszeit: etwa 20 Min.

Pro Portion etwa:
1500 kJ/360 kcal
5 g EW · 32 g F · 16 g KH
6 g Ballaststoffe

1. Den Kohlrabi und die Birne schälen. Die Birne vom Kerngehäuse befreien. Beides erst in Scheiben, dann in feine Stifte schneiden.

2. Den Obstessig, Salz, die Gemüsebrühe, den Senf, den Ahornsirup, die Sojasauce und das Öl in ein Schraubglas geben, verschließen und 1–2 Minuten schütteln.

3. Die Salatblätter waschen, trockenschleudern und so auf einem Teller verteilen, daß die Mitte frei bleibt. Die Kohlrabi- und die Birnenstifte sowie die Haselnüsse mit 3 Eßlöffeln Salatsauce vermischen. Den Salat in die Mitte des Tellers geben.

4. Die halbe Paprikaschote waschen, in Streifen schneiden und mit den Zwiebelringen auf den Salatblättern verteilen. Mit der Petersilie bestreuen und mit der restlichen Salatsauce beträufeln.

Blumenkohl-rohkost

Zutaten für 2–3 Personen:

1 ½ Teel. Obstessig

jodiertes Meersalz

½ Teel. Gemüsebrühe (instant)

½ Teel. Senf

½ Teel. Shoyu-Sojasauce

½ Tasse kaltgepreßtes Öl

1 Eßl. fein geriebene Karotte

½ Tasse neutrale Tofuwürfel

(etwa 70 g)

½ Apfel

4–5 Blumenkohlröschen

50 g Fenchelknolle · 3 Datteln

6–8 Blätter Rotkäppchensalat

(roter Kopfsalat)

4 mittelgroße Egerlinge

½ rosa Grapefruit

¼ rote Paprikaschote, geputzt

einige Zwiebelringe

1–2 Eßl. frisch gehackte Petersilie

Braucht etwas Zeit
Raffiniert

Zubereitungszeit: etwa 30 Min.

Pro Portion etwa:
1100 kJ/260 kcal
4 g EW · 18 g F · 19 g KH
4 g Ballaststoffe

1. Den Obstessig, Salz, die Gemüsebrühe, den Senf, die Sojasauce, das Öl und die Karotte in ein großes Schraubglas geben. Das Glas verschließen und 1–2 Minuten kräftig schütteln. Die Tofuwürfel darin einlegen.

2. Inzwischen den halben Apfel, den Blumenkohl und den Fenchel waschen. Den Apfel vom Kerngehäuse befreien. Den Blumenkohl und den Apfel raspeln. Die Datteln entkernen. Den Fenchel und die Datteln würfeln. Alles mit 3–4 Eßlöffel Salatsauce mischen.

3. Die Salatblätter waschen, trockenschleudern und so auf einem Teller verteilen, daß die Mitte frei bleibt. Den Salat in die Mitte geben.

4. Die Egerlinge waschen und blättrig schneiden. Die Grapefruit schälen. Das Fruchtfleisch und die Paprikaschote würfeln.

5. Die Egerlinge, die Grapefruit, die Paprika und die Zwiebelringe auf den Salatblättern verteilen. Die restliche Salatsauce und die Tofuwürfel darübergeben und mit der Petersilie bestreuen.

Rote-Bete-Salat

Wenn ich die Zutaten für diesen Salat auf der Rohkostreibe reibe, habe ich gleich etwas Bewegung für meine rheumatischen Finger-, Hand- und Schultergelenke, die mir guttut.

Zutaten für 2–3 Personen:
1 ½ Eßl. Obstessig
jodiertes Meersalz
½ Teel. Gemüsebrühe (instant)
½ Teel. Senf
½ Teel. Ahornsirup
1 Prise Anis
½ Tasse kaltgepreßtes Sonnenblumenöl
1 kleine rote Bete
1 kleine Karotte
1 kleiner Apfel
3 Teel. Zwiebelwürfel
¼ Gurke
2 kleine Tomaten
6–8 Blätter Kopfsalat
1 Eßl. frisch gehackte Petersilie
1 Eßl. Sonnenblumenkerne

Braucht etwas Zeit

Zubereitungszeit: etwa 25 Min.

Bei 3 Personen pro Portion etwa:
930 kJ/220 kcal
3 g EW · 19 g F · 11 g KH
4 g Ballaststoffe

1. Den Obstessig, Salz, die Gemüsebrühe, den Senf, den Ahornsirup, den Anis und das Öl in ein Schraubglas geben. Das Glas verschließen und 1–2 Minuten kräftig schütteln.

2. Die rote Bete, die Karotte und den Apfel waschen. Die rote Bete und die Karotte unter fließendem Wasser abbürsten. Die rote Bete, die Karotte und den Apfel fein reiben. Mit 1 Teelöffel Zwiebelwürfel und 3–4 Eßlöffeln Salatsauce vermischen.

3. Die Gurke und die Tomaten waschen. Die Gurke in Stifte schneiden. Die Tomate würfeln, dabei den Stielansatz entfernen.

4. Den Salat trockenschleudern. Eine Platte so mit den Salatblättern belegen, daß die Mitte frei bleibt. Den Rote-Bete-Salat in die Mitte geben. Die Gurkenstifte, die Tomaten und restlichen Zwiebelwürfel auf den Salatblättern verteilen. Mit der Petersilie bestreuen und mit der restlichen Salatsauce beträufeln. Die Sonnenblumenkerne auf dem Salat verteilen.

Tip!

Die Salatsauce bereite ich gleich auf Vorrat zu. Dafür 3 Eßlöffel Obstessig, je 1 Teelöffel Meersalz, Gemüsebrühe, Senf und Tamari-Sojasauce, ½ Teelöffel Ahornsirup, 2 Prisen Picata und 1 Tasse kaltgepreßtes Öl in einem Schraubglas kräftig schütteln. Die Sauce paßt zu allen Salaten.

Karottensalat mit Rosinen

Zutaten für 2 Personen:

1 ½ Eßl. Obstessig

jodiertes Meersalz

½ Teel. Gemüsebrühe (instant)

½ Teel. Senf · ½ Teel. Ahornsirup

½ Teel. kaltgepreßtes Öl

6 mittelgroße Kopfsalatblätter

1 große Tomate

3–4 Champignons

1 kleine Zwiebel · ½ süßer Apfel

1 große Karotte

1 Teel. ungeschwefelte Rosinen

1 Eßl. frisch gehackte Petersilie

Gelingt leicht

Zubereitungszeit: etwa 25 Min.

Pro Portion etwa:
1300 kJ/310 kcal
2 g EW · 26 g F · 15 g KH
4 g Ballaststoffe

1. Den Essig, Salz, die Gemüsebrühe, den Senf, den Ahornsirup und das Öl in einem Schraubglas 1–2 Minuten schütteln.

2. Die Salatblätter waschen, trockenschleudern und blütenförmig so auf einem Teller verteilen, daß die Mitte frei bleibt.

3. Die Tomate waschen und in 6 Scheiben schneiden, dabei den Stielansatz entfernen. Die Champignons waschen und blättrig schneiden. Die Zwiebel schälen und in Ringe schneiden. Den Apfel und die Karotte waschen und beides fein reiben.

4. Die Karotte, den Apfel, die Rosinen und 4 Eßlöffel Salatsauce vermischen und in die Mitte des Tellers geben. Auf jedes Salatblatt 1 Tomatenscheibe legen. Dazwischen die Champignons und die Zwiebelringe verteilen. Mit der Petersilie bestreuen und die restliche Salatsauce darüber träufeln.

Sauerkraut-Rohkost mit Keimlingen

Zutaten für 2–3 Personen:

1 ½ Eßl. Obstessig

jodiertes Meersalz

½ Teel. Gemüsebrühe (instant)

½ Teel. Senf · ½ Teel. Ahornsirup

½ Teel. Tamari-Sojasauce

½ Tasse kaltgepreßtes Öl

2 Tassen rohes, milchsauer vergorenes Sauerkraut (etwa 260 g)

¼ rote Paprikaschote, geputzt

1 mittelgroßer Apfel

½ Banane · 1 kleine Zwiebel

2–3 Eßl. Roggenkeimlinge

8 Blätter Eichblattsalat

2 kleine Tomaten

1–2 Eßl. frisch gehackter Dill

Raffiniert

Zubereitungszeit: etwa 20 Min.

Bei 3 Personen pro Portion etwa:
1100 kJ/260 kcal
3 g EW · 17 g F · 13 g KH
6 g Ballaststoffe

1. Den Essig, Salz, die Brühe, den Senf, den Ahornsirup, die Sojasauce und das Öl in einem Schraubglas 1–2 Minuten kräftig schütteln.

2. Das Sauerkraut auseinanderzupfen. Die Paprikaschote würfeln. Den Apfel waschen, vierteln, entkernen und kleinschneiden. Die Banane schälen und in Scheiben schneiden. Die Zwiebel schälen. Eine Hälfte würfeln, die andere in Ringe schneiden.

3. Das Sauerkraut, die Paprika, den Apfel, die Banane, die Zwiebelwürfel und die Keimlinge mit der Hälfte der Salatsauce mischen.

4. Die Salatblätter waschen, trockenschleudern und auf einem Teller verteilen. Die Rohkost in der Mitte anrichten.

5. Die Tomaten waschen, in Scheiben schneiden, dabei von den Stielansätzen befreien. Die Tomatenscheiben und die Zwiebelringe auf den Salatblättern verteilen. Mit Dill bestreuen und die restliche Salatsauce darüber träufeln.

Im Bild oben:
Karottensalat mit Rosinen
Im Bild unten:
Sauerkraut-Rohkost mit Keimlingen

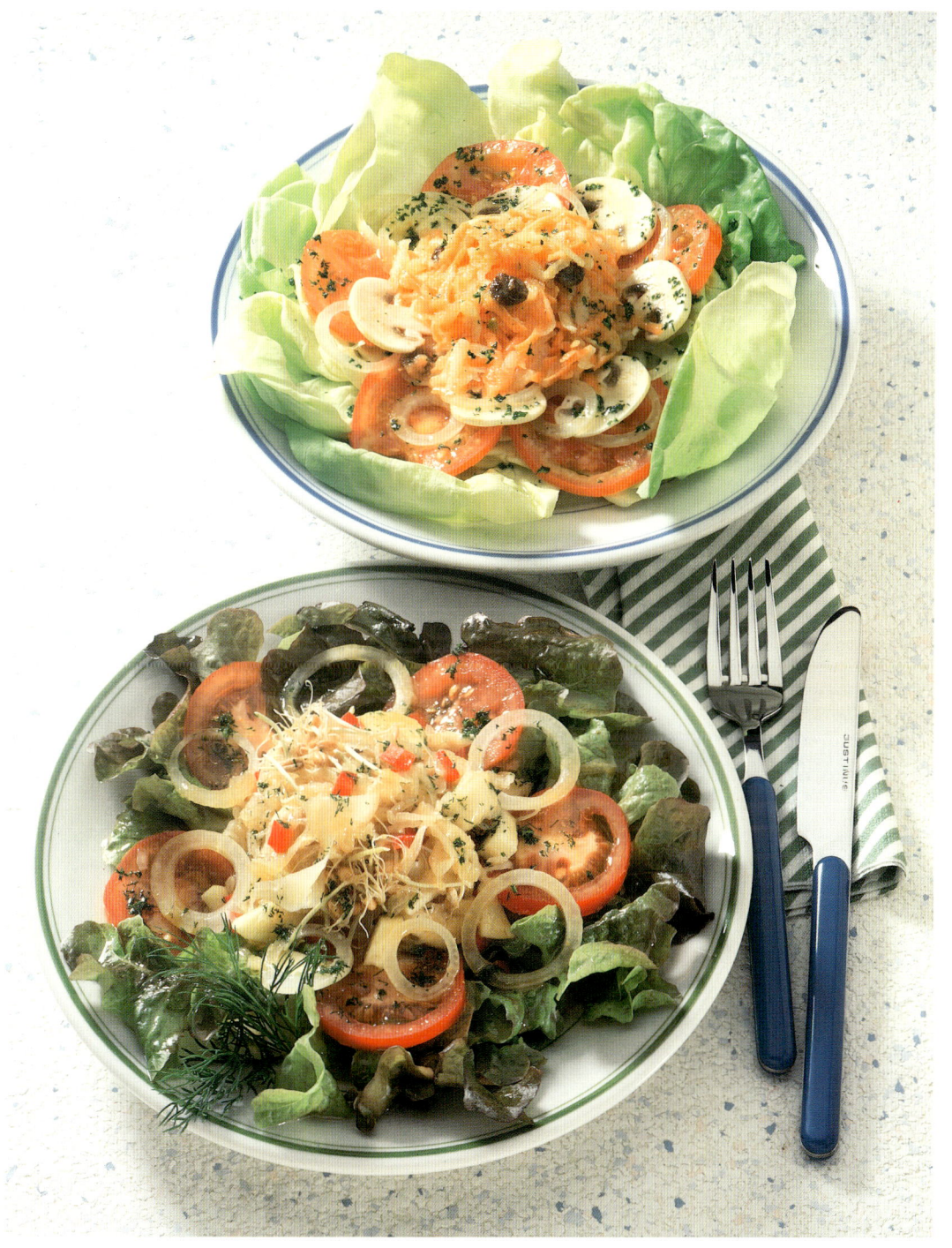

Zwiebelsuppe mit Tofu

Zutaten für 2 Personen:

1 Gemüsezwiebel (etwa 250 g)

2 – 3 Eßlöffel Pflanzenmargarine

2 gehäufte Teel. Gemüsebrühe

(instant)

Muskatnuß, frisch gerieben

Currypulver

1/2 Tasse neutraler, fein geriebener

Tofu (etwa 70 g)

1 Eßl. Schnittlauchröllchen

Gelingt leicht • Schnell

Zubereitungszeit: etwa 25 Min.

Pro Portion etwa:
740 kJ/180 kcal
4 g EW · 14 g F · 9 g KH
4 g Ballaststoffe

1. Die Zwiebel schälen und in Ringe schneiden.

2. Die Margarine bei schwacher Hitze schmelzen lassen. Die Zwiebelringe darin mit 3 Eßlöffeln Wasser in etwa 5 Minuten glasig dünsten.

3. 3/4 l Wasser dazugeben. Mit der Gemüsebrühe, 1 Prise Muskat und Curry würzen. Die Suppe zum Kochen bringen und bei schwacher Hitze etwa 7 Minuten köcheln lassen.

4. Etwa 5 Minuten vor Ende der Garzeit den Tofu unterrühren. Mit den Schnittlauchröllchen bestreuen und mit Vollkornbrötchen servieren.

Weißkohl-suppe

Zutaten für 2 Personen:

250 g Weißkohl

100 g Knollensellerie

2 mittelgroße Karotten

2 dünne Stangen Lauch

1 kleine Zwiebel

1 1/2 Eßl. Pflanzenmargarine

Gemüsebrühe (instant)

1/2 Teel. gemahlener Kümmel

1 Teel. getrockneter Estragon

1 Tasse gewürfelter Kräutertofu

(etwa 150 g)

1 Teel. Shoyu-Sojasauce

1 Teel. Hefeflocken

1 – 2 Eßl. frisch gehackte Petersilie

Preiswert

Zubereitungszeit: etwa 40 Min.

Pro Portion etwa:
850 kJ/200 kcal
11 g EW · 10 g F · 18 g KH
10 g Ballaststoffe

1. Den Weißkohl putzen und kleinschneiden. Den Sellerie schälen. Die Karotten bürsten und waschen. Den Sellerie und die Karotten würfeln. Den Lauch putzen, gründlich waschen und in Ringe schneiden. Die Zwiebel schälen und würfeln. Die Margarine in einem Topf bei schwacher Hitze schmelzen lassen. Die Zwiebeln mit 1 Eßlöffel Wasser darin andünsten.

2. Das Gemüse und 3 Eßlöffel Wasser dazugeben, umrühren und bei schwacher Hitze etwa 8 Minuten dünsten. 3/4 l Wasser hinzufügen. Mit der Gemüse-

brühe, dem Kümmel und dem Estragon würzen. Alles bei schwacher Hitze in etwa 20 Minuten bißfest garen.

3. Etwa 5 Minuten vor Ende der Garzeit die Tofuwürfel dazugeben. Mit der Sojasauce und den Hefeflocken abschmecken und mit der Petersilie bestreut servieren.

Grünkern-suppe mit Gemüse

Zutaten für 2 – 3 Personen:

1 Zwiebel

2 Eßl. Pflanzenmargarine

2 Karotten

1/2 kleiner Kohlrabi

1 Stange Lauch

6 – 8 Röschen Broccoli

50 g tiefgefrorene Erbsen

Gemüsebrühe (instant)

50 g Grünkern, mehlfein geschrotet

2 Teel. Hefeflocken

1 – 2 Eßl. frisch gehackte Petersilie

Preiswert

Zubereitungszeit: etwa 30 Min.

Pro Portion etwa:
760 kJ/180 kcal
8 g EW · 7 g F · 23 g KH
7 g Ballaststoffe

1. Die Zwiebel schälen und würfeln. 1 Eßlöffel Margarine bei schwacher Hitze schmelzen lassen und die Zwiebeln darin andünsten.

2. Die Karotten und den Kohlrabi waschen, den Kohlrabi schälen und beide würfeln. Den Lauch putzen, waschen und in Ringe schneiden. Das Gemüse und 3 Eßlöffel Wasser unter die Zwiebeln rühren. Alles zugedeckt weitere 5 Minuten dünsten.

3. Etwa 1 l Wasser dazugeben. Den Broccoli putzen, waschen und mit den Erbsen dazugeben. Mit Gemüsebrühe würzen und weitere 10 Minuten bei schwacher Hitze köcheln.

4. Die restliche Margarine in einer kleinen Pfanne schmelzen lassen. Den Grünkernschrot darin 1–2 Minuten anrösten, unter die Suppe rühren und die Suppe bei schwacher Hitze in 5–7 Minuten fertiggaren. Mit den Hefeflocken abschmecken und mit Petersilie bestreut servieren.

Kichererbsen-eintopf

Zutaten für 2–3 Personen:

1 Tasse Kichererbsen (etwa 150 g)
2 mittelgroße Karotten
½ gelbe Paprikaschote
1 Stange Lauch
½ kleiner Kohlrabi
1 Eßl. Pflanzenmargarine
½ Tasse Zwiebelwürfel
1–2 Prisen Curcuma
3 Eßl. Tomatenmark
Gemüsebrühe (instant)
jodiertes Meersalz
getrockneter Thymian
2 Eßl. frisch gehackte Petersilie

Braucht etwas Zeit

Zubereitungszeit: etwa 1 ½ Std.
(+ Quellzeit über Nacht)

Pro Portion etwa:
960 kJ/230 kcal
13 g EW · 5 g F · 33 g KH
10 g Ballaststoffe

1. Die Kichererbsen mit 600 ml Wasser über Nacht einweichen.

2. Die Kichererbsen abgießen, dabei das Einweichwasser auffangen und mit ½ l kaltem Wasser zum Kochen bringen. Nochmals abgießen, mit dem Einweichwasser erneut zum Kochen bringen und bei schwacher Hitze zugedeckt etwa 30 Minuten köcheln lassen.

3. Inzwischen die Karotten bürsten. Die halbe Paprikaschote, den Lauch und den halben Kohlrabi waschen. Die Paprikaschote vom Stielansatz, den Kernen und den Trennwänden befreien und in Streifen schneiden. Den Lauch in Streifen schneiden. Den Kohlrabi schälen und mit den Karotten würfeln.

4. Die Margarine in einer kleinen Pfanne bei schwacher Hitze schmelzen lassen. Die Zwiebeln mit dem Curcuma darin zugedeckt glasig dünsten und beiseite stellen.

5. Das Tomatenmark unter die Kichererbsen rühren, das Gemüse dazugeben und mit Brühe, Salz und Thymian würzen.

6. Alles in 10–15 Minuten fertiggaren. Die gedünsteten Zwiebeln unterrühren und mit der Petersilie bestreut servieren.

Tip!

Ich habe mir angewöhnt, vor der Suppe erst einen Salat zu essen.

Grundrezept für Naturreis

Ich verwende meistens Natur-Langkornreis, denn Natur-Rundkornreis hat eine viel längere Garzeit.

Zutaten für 2 Personen:
1 Tasse Natur-Langkornreis
(etwa 150 g)
1 Teel. Gemüsebrühe (instant)

Gelingt leicht

Zubereitungszeit: etwa 45 Min.

Pro Portion etwa:
1100 kJ/260 kcal
6 g EW · 2 g F · 56 g KH
3 g Ballaststoffe

1. Den Reis, wenn nötig, verlesen, in stehendem kalten Wasser waschen und abgießen.

2. Den Reis in einem kleinen Topf mit 300 ml (2 Tassen) kaltem Wasser und der Gemüsebrühe zum Kochen bringen, umrühren und bei schwacher Hitze zugedeckt etwa 30 Minuten köcheln lassen.

3. Die Herdplatte ausschalten und den Reis zugedeckt noch etwa 10 Minuten quellen lassen.

Tip!
Naturreis paßt gut zu Lauchgerichten, Gerichten mit Sauce und zu allen Salaten.

Grundrezept für Hirse

Hirse ist sehr mineralstoffreich und mild im Geschmack. Sie eignet sich für süße und pikante Gerichte, entweder mit Obst oder Gemüse kombiniert.

Zutaten für 2 Personen:
1 Tasse Hirse (etwa 150 g)
1 Teel. Gemüsebrühe (instant)
oder 1/2 Teel. jodiertes Meersalz

Gelingt leicht

Zubereitungszeit: etwa 30 Min.

Pro Portion etwa:
1100 kJ/260 kcal
8 g EW · 3 g F · 52 g KH
3 g Ballaststoffe

1. Die Hirse in einem Sieb waschen und mit kochendem Wasser überbrühen.

2. Die Hirse in einem kleinen Topf mit 300 ml (2 Tassen) kaltem Wasser und der Gemüsebrühe oder dem Salz zum Kochen bringen und umrühren.

3. Die Herdplatte ausschalten. Die Hirse zugedeckt etwa 25 Minuten quellen lassen. Währenddessen den Deckel nicht abnehmen.

Grundrezept für Grünkern

Grünkern ist unreif geernteter Dinkel, der auf Holzfeuer gedarrt wird. Er schmeckt sehr würzig und eignet sich zur Zubereitung von Aufläufen, Gemüsefüllungen und Aufstrichen.

Zutaten für 2 Personen:
1 Tasse Grünkern (etwa 150 g)
1/2 Teel. jodiertes Meersalz
Picata

Gelingt leicht

Zubereitungszeit: etwa 30 Min.

Pro Portion etwa:
1100 kJ/260 kcal
9 g EW · 2 g F · 52 g KH
2 g Ballaststoffe

1. Den Grünkern mittelgrob schroten. Mit 3/8 l kaltem Wasser und dem Salz in einem kleinen Topf zum Kochen bringen. Bei schwacher Hitze etwa 5 Minuten unter Rühren kochen, bis das Wasser fast aufgesogen ist.

2. Die Herdplatte ausschalten. Den Grünkern zugedeckt 15 – 20 Minuten quellen lassen, dabei ab und zu umrühren. Mit Picata würzen und servieren.

Tip!
Nur geschroteter Grünkern macht Suppen sämig und würzig. Gekocht paßt er ausgezeichnet als Beilage zu gedünstetem Gemüse und Salat.

Grundrezept für Buchweizen

Zutaten für 2 Personen:
1 Tasse Buchweizen (etwa 150 g)
1 Teel. Gemüsebrühe (instant)

Gelingt leicht

Zubereitungszeit: etwa 35 Min.

Pro Portion etwa:
1100 kJ/260 kcal
8 g EW · 1 g F · 53 g KH
3 g Ballaststoffe

1. Den Buchweizen in einem Sieb waschen und mit kochendem Wasser überbrühen.

2. In einem kleinen Topf ³/₈ l Wasser zum Kochen bringen.

3. Den Buchweizen und die Gemüsebrühe einrühren und bei schwacher Hitze unter Rühren etwa 2 Minuten kochen lassen. Dann bei schwacher Hitze zugedeckt 20–25 Minuten quellen lassen.

Variante:

Um Abwechslung im Geschmack zu haben, würze ich das Getreide unterschiedlich, indem ich dem Kochwasser 3 Eßlöffel Tomatenmark, getrockneten Thymian, Basilikum oder Kräuter der Provence hinzufüge. Nach Belieben mische ich dann noch gedünstete Zwiebeln unter.

Tip!

Wenn Hirse, Grünkern oder Buchweizen übrigbleiben, bereite ich daraus einen Brotaufstrich fürs Abendessen oder für meine Pausenbrote zu. Je nach Geschmack verrühre ich das Getreide mit Tomatenmark, Zitronensaft, frischen Pilzen, Hefepaste, Resten von gedünstetem Gemüse, Zwiebelwürfeln, Knoblauch, Öl, Kräutern, in Salatsauce eingelegten Tofuwürfeln oder gewürfelten milchsauren Gurken – alles paßt gut dazu.

Dinkel mit Zwiebeln

Als Vorspeise esse ich einen Salatteller. Und da dieses Gericht sehr sättigend ist, bleibt meist 1 Tasse übrig. Aus dem Rest bereite ich mir fürs Abendessen eine Dinkelpaste zu.

Zutaten für 2 Personen:
150 g Dinkel, mittelgrob geschrotet
½ Teel. jodiertes Meersalz
80 g Gemüsezwiebel
1 Eßl. Pflanzenmargarine
4 Ringe von 1 roten Paprikaschote

Schmeckt auch kalt

Zubereitungszeit: etwa 40 Min.

Pro Portion etwa:
1200 kJ/290 kcal
9 g EW · 6 g F · 50 g KH
8 g Ballaststoffe

1. Den Dinkel in einen kleinen Topf mit 450 ml kaltem Wasser und dem Salz einrühren. Unter Rühren aufkochen lassen.

2. Die Herdplatte ausschalten. Den Brei etwa 5 Minuten rühren, bis er keine Blasen mehr wirft. Den Topf etwa 1 Minute zum Abkühlen von der Kochstelle nehmen, dann wieder darauf stellen. Den Dinkelbrei zugedeckt 25–30 Minuten unter gelegentlichem Umrühren quellen lassen.

3. Inzwischen die Zwiebel schälen und grob würfeln. Die Margarine in einer kleinen Pfanne bei schwacher Hitze schmelzen lassen. Die Zwiebeln mit 1 Eßlöffel Wasser dazugeben und zugedeckt in etwa 5 Minuten fast weich dünsten.

4. Etwa 10 Minuten vor Ende der Garzeit des Dinkels die Zwiebeln in den Dinkelbrei rühren. Mit der Paprikaschote garniert servieren.

Variante: Dinkelpaste

1 Tasse gekochten Dinkel mit je 1 Teelöffel Hefepaste, Tomatenmark, 3 geraspelten Champignons, 1 Eßlöffel roten Paprikawürfeln, 2 Eßlöffeln Zitronensaft und 1–2 Eßlöffeln kaltgepreßtem Öl mit einer Gabel vermengen. Mit 1 Eßlöffel frisch gehackter Petersilie und Salz würzen.

Rosenkohl mit Paprika und Tofu

Zutaten für 2 Personen:

15 Stück Rosenkohl

½ rote Paprikaschote

3 Stangen Lauch

1 kleine Zwiebel

1 Eßl. Pflanzenmargarine

1 ½ Teel. Gemüsebrühe (instant)

2 Prisen Endoferm

2 Prisen Thymian

1 Tasse neutrale Tofuwürfel

(etwa 150 g)

Gelingt leicht

Zubereitungszeit: etwa 35 Min.

Pro Portion etwa:
800 kJ/190 kcal
14 g EW · 8 g F · 15 g KH
9 g Ballaststoffe

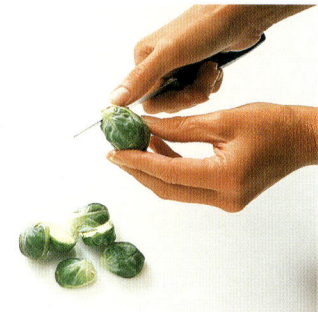

1. Den Rosenkohl putzen und halbieren. Die halbe Paprikaschote waschen, von den Kernen und den weißen Trennwänden befreien und würfeln. Den Lauch gründlich waschen und nur das Grün in Stücke schneiden. Den Rest für ein anderes Gericht verwenden. Die Zwiebel schälen und würfeln.

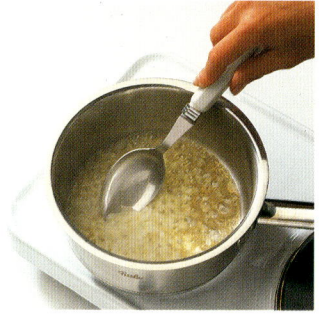

2. Die Margarine in einer Pfanne mit Deckel bei schwacher Hitze schmelzen lassen. Die Zwiebel darin andünsten. Das Gemüse, die Gemüsebrühe, das Endoferm, den Thymian und ½ Tasse Wasser dazugeben, verrühren und zugedeckt bei schwacher Hitze in 15 – 20 Minuten garen.

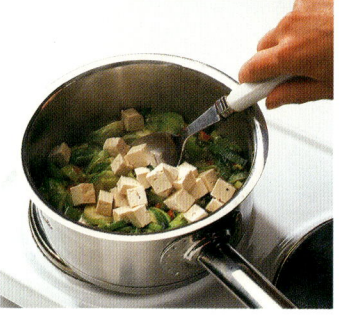

3. Etwa 5 Minuten vor Ende der Garzeit die Tofuwürfel unterheben.

Tip!

Rohkost und frischer Salat stehen im Mittelpunkt meines Mittagessens. Während der Reis oder das Getreide und das Gemüse garen, bereite ich meine Rohkost zu. Ich habe mir angewöhnt, sie vor dem Hauptgericht zu essen und gut zu kauen, weil das Essen mir dann besser bekommt.

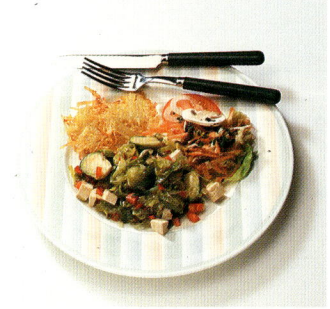

4. Mit Rösti (Rezept Seite 49) und dem Karottensalat mit Rosinen von Seite 30 servieren.

Broccoli mit Champignons und Tofu

Zutaten für 2 Personen:

1 mittelgroße Zwiebel

3–4 Stauden Broccoli (etwa 400 g)

5 Champignons

1 Eßl. Pflanzenmargarine

2 Teel. Gemüsebrühe (instant)

2 Prisen Picata

1 Tasse neutrale Tofuwürfel

(etwa 150 g)

Gelingt leicht

Zubereitungszeit: etwa 35 Min.

Pro Portion etwa:
650 kJ/150 kcal
13 g EW · 8 g F · 9 g KH
8 g Ballaststoffe

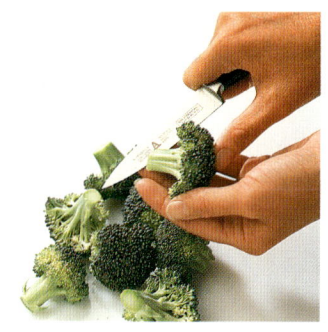

1. Die Zwiebel schälen und grob würfeln. Vom Broccoli die Stiele abschneiden. Die Stiele schälen und in Stifte schneiden. Die Broccoliröschen zerteilen. Die Champignons waschen und blättrig schneiden.

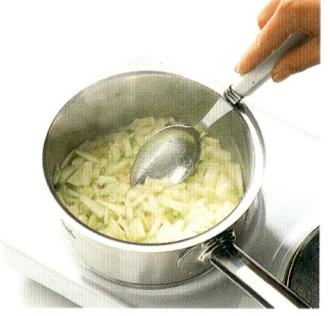

2. Die Margarine in einer Pfanne oder Kasserolle mit Deckel bei schwacher Hitze schmelzen lassen. Die Zwiebel, die Broccolistifte und 1 Eßlöffel Wasser dazugeben. Alles etwa 5 Minuten dünsten.

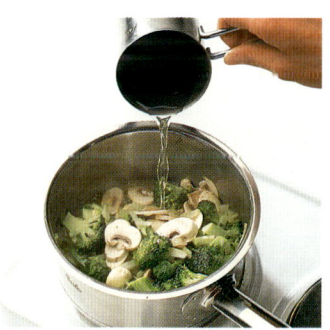

3. Die Broccoliröschen, die Champignons, die Gemüsebrühe, das Picata und ½ Tasse Wasser dazugeben. Das Gemüse zugedeckt bei schwacher Hitze etwa 7 Minuten garen.

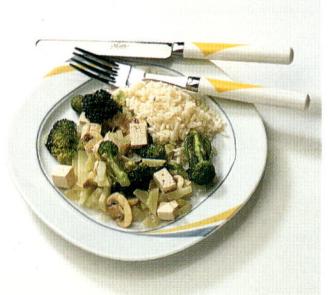

4. Die Tofuwürfel vorsichtig unterheben und in weiteren 5 Minuten fertiggaren. Die Broccoliröschen sollten dann bißfest sein. Mit Hirse, Reis oder Kartoffeln servieren.

Auberginen in Tofusauce

Zutaten für 2 Personen:

1 große Aubergine

jodiertes Meersalz

3–4 Eßl. kaltgepreßtes Olivenöl

1/4 kleine Zwiebel

250 g neutraler Tofu

4 Eßl. kaltgepreßtes Öl

2 Teel. getrocknetes Basilikum

getrocknete Minze

2 Eßl. Getreidekeimlinge, zum Beispiel Roggenkeimlinge

1–2 Eßl. Schnittlauchröllchen

frisch gemahlener schwarzer Pfeffer

Für Gäste

Zubereitungszeit: etwa 40 Min.

Pro Portion etwa:
2300 kJ/550 kcal
11 g EW · 45 g F · 12 g KH
3 g Ballaststoffe

1. Die Auberginen waschen, abtrocknen, vom Stielansatz befreien und längs in etwa 2 cm dicke Scheiben schneiden. Von beiden Seiten mit Salz bestreuen und etwa 15 Minuten stehenlassen. Die Auberginenscheiben abwaschen und trockentupfen.

2. 3 Eßlöffel Olivenöl bei schwacher Hitze erwärmen. Die Auberginen hineinlegen und zugedeckt 4–5 Minuten darin anbraten. 1/2 Tasse Wasser dazugeben und die Auberginen dünsten, bis die Unterseite weich ist, vorsichtig wenden und die andere Seite dünsten. Eventuell noch etwas Wasser und 1 Eßlöffel Öl dazugeben.

3. Inzwischen das Zwiebelviertel schälen. Den Tofu grob zerkleinern. Beides mit 3/4 Tasse Wasser und Salz pürieren. Mit dem Öl, dem Basilikum, etwas Minze und eventuell Salz sämig mixen.

4. Die Tofusauce auf einer großen ovalen Platte verteilen. Die Auberginenscheiben darauf fächerartig anrichten. Mit Minze bestreuen, die Dünstflüssigkeit darüber gießen und die Tofusauce mit den Getreidekeimlingen und den Schnittlauchröllchen bestreuen.

5. Mit etwas Pfeffer würzen und mit Naturreis, Buchweizen oder mit Vollkornbrötchen und Salat servieren.

Gemüse mit Grünkern

Zutaten für 2 Personen:

1 große Karotte

je 1/4 rote und grüne Paprikaschote, geputzt

1 kleine Stange Lauch

100 g Weißkohl, geputzt

4 Stück Rosenkohl

1/4 kleine Fenchelknolle, geputzt

1/2 Zwiebel

2–3 Eßl. kaltgepreßtes Olivenöl

Gemüsebrühe (instant)

2 gehäufte Eßl. Grünkern, mittelgrob geschrotet

jodiertes Meersalz

1 Eßl. getrocknete Petersilie

1 Teel. getrockneter Estragon

Braucht etwas Zeit

Zubereitungszeit: etwa 40 Min.

Pro Portion etwa:
1100 kJ/ 260 kcal
7 g EW · 16 g F · 22 g KH
8 g Ballaststoffe

1. Die Karotte unter fließendem Wasser bürsten und in Stifte schneiden. Die Paprikaviertel würfeln. Den Lauch längs bis zur Mitte einschneiden, gründlich waschen und in Halbringe schneiden. Den Weißkohl kleinschneiden. Den Rosenkohl putzen und halbieren. Den Fenchel kleinschneiden.

2. Die halbe Zwiebel schälen und würfeln. Das Olivenöl bei schwacher Hitze erwärmen. Die Zwiebel mit 1 Eßlöffel Wasser darin andünsten.

3. Das Gemüse mit 1/2 Tasse Wasser zu den Zwiebeln geben. Mit Brühe würzen, umrühren und zugedeckt 10–15 Minuten dünsten.

4. Inzwischen den Grünkern, mit 1 Tasse Wasser und 1 Prise Salz aufkochen. Die Herdplatte ausschalten und den Grünkern unter Umrühren etwa 5 Minuten quellen lassen.

5. Den Grünkern, die Petersilie, den Estragon unterrühren und alles noch 3–4 Minuten ziehen lassen.

Im Bild oben:
Auberginen in Tofusauce
Im Bild unten:
Gemüse mit Grünkern

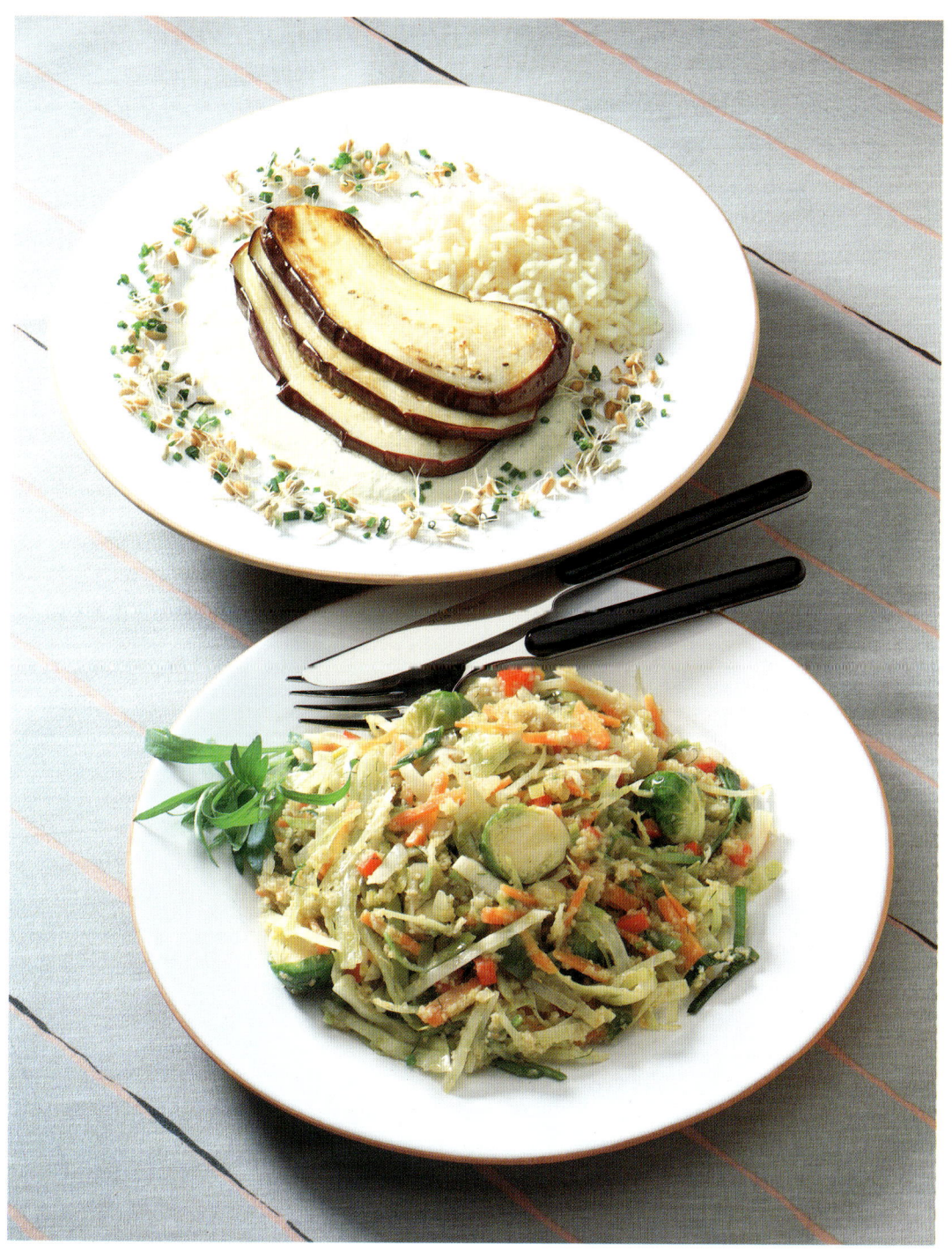

Lauchgemüse mit Paprika

Zutaten für 2 Personen:

1 mittelgroße Zwiebel

2 dicke, große Stangen Lauch

1 rote Paprikaschote

6–8 Champignons oder Egerlinge

2 Eßl. Pflanzenmargarine

Gemüsebrühe (instant)

1/2 Teel. Thymian

Picata

1 Tasse Kräutertofustreifen

(etwa 150 g)

2 Eßl. Hefeflocken

2 Eßl. frisch gehackte Petersilie

Gelingt leicht

Zubereitungszeit: etwa 30 Min.

Pro Portion etwa:
1000 kJ/240 kcal
15 g EW · 13 g F · 17 g KH
7 g Ballaststoffe

1. Die Zwiebel schälen und in Ringe schneiden. Den Lauch putzen, längs halbieren und gründlich waschen. Die Hälften in 3 gleich lange Teile schneiden. Die Paprikaschote halbieren, waschen, von den Kernen und den weißen Trennwänden befreien und in dünne Streifen schneiden. Die Champignons oder die Egerlinge waschen und blättrig schneiden.

2. Die Margarine in einem großen, flachen Topf bei schwacher Hitze schmelzen lassen. Die Lauchstücke nebeneinander hineinlegen. Die Zwiebelringe und die Paprikastreifen dazugeben und zugedeckt etwa 5 Minuten andünsten. 1/2 Tasse Wasser hinzufügen, mit Gemüsebrühe, dem Thymian und Picata würzen und nochmals 5–7 Minuten dünsten.

3. Die Tofustreifen und die Champignons oder die Egerlinge über den Paprikastreifen verteilen und alles bei schwacher Hitze in etwa 10 Minuten fertiggaren.

4. Eine ovale Platte mit den Hefeflocken bestreuen. Die Lauchstangen in die Mitte geben. Die Paprikastreifen mit dem Tofu und den Champignons rundherum anrichten. Die Garflüssigkeit darüber gießen und mit der Petersilie bestreuen. Mit Naturreis und einer Salatplatte vorweg servieren.

Tofugulasch mit Tomaten

Zutaten für 2 Personen:

1 mittelgroße Zwiebel

1/2 Gurke

1 mittelgroße Tomate

2–3 Eßl. kaltgepreßtes Olivenöl

3 Eßl. Tomatenmark

Gemüsebrühe (instant)

Picata

1/2 Tasse Dinkel (etwa 60 g), grob geschrotet

1 Tasse neutrale Tofuwürfel (etwa 150 g)

1/2 Teel. getrocknetes Basilikum

2 Eßl. Hefeflocken

1 Eßl. frisch gehackte Petersilie

Schmeckt auch kalt

Zubereitungszeit: etwa 35 Min.

Pro Portion etwa:
1500 kJ/360 kcal
15 g EW · 20 g F · 29 g KH
5 g Ballaststoffe

1. Die Zwiebel schälen und würfeln. Die Gurke waschen und mit der Schale in kleine Würfel schneiden. Die Tomate waschen, würfeln und dabei den Stielansatz entfernen.

2. Das Olivenöl in einem Topf bei schwacher Hitze erwärmen. Die Zwiebeln und die Gurkenwürfel darin etwa 5 Minuten andünsten.

3. Das Tomatenmark mit 2 1/2 Tassen warmem Wasser anrühren und hinzufügen. Mit Gemüsebrühe und Picata würzen, umrühren und bei schwacher Hitze etwa 10 Minuten kochen lassen.

4. Den Dinkel mit den Tomaten einrühren. Alles bei halb geöffnetem Deckel und schwacher Hitze kurz köcheln lassen, dabei ab und zu umrühren.

5. Den Tofu und das Basilikum dazugeben und etwa 5 Minuten weitergaren. Das Gulasch in eine Schüssel füllen, mit den Hefeflocken und der Petersilie bestreuen und mit einem Salat servieren.

Zucchini mit Hirsefüllung

Zutaten für 2 Personen:

1 Tasse Hirse (etwa 150 g)

Gemüsebrühe (instant)

1 großer Zucchino

1 kleine Zwiebel

1 1/2 Eßl. Pflanzenmargarine

1/2 Tasse ungeschwefelte Rosinen

(etwa 40 g)

50 g gehackte Mandeln

1 Teel. Currypulver

1 Teel. getrockneter Dill

jodiertes Meersalz

Für die Form: Fett

Braucht etwas Zeit
Rezept zum Titelbild

Zubereitungszeit: etwa 1 1/2 Std.

Pro Portion etwa:
2300 kJ/550 kcal
14 g EW · 25 g F · 69 g KH
8 g Ballaststoffe

1. Die Hirse mit kochendheißem Wasser in einem Sieb übergießen. Mit 2 Tassen kaltem Wasser und 1 Teelöffel Gemüsebrühe zum Kochen bringen. Die Herdplatte ausschalten. Die Hirse zugedeckt etwa 25 Minuten quellen lassen. Den Backofen auf 220° (Gas Stufe 3–4) vorheizen.

2. Inzwischen den Zucchino waschen, vom Stiel und Blütenansatz befreien und längs halbieren. Die Hälften bis auf einen etwa 2 cm breiten Rand aushöhlen. Das Fruchtfleisch mittelfein hacken. Die Zwiebel schälen und würfeln.

3. Die Margarine bei schwacher Hitze schmelzen lassen und die Zwiebel darin anbraten. Die Hälfte des Fruchtfleisches dazugeben und etwa 5 Minuten dünsten.

4. Die Rosinen und die Mandeln unterrühren, mit Brühe und dem Curry würzen und zugedeckt weitere 3–4 Minuten dünsten.

5. Die Hirse, den Dill und das Fruchtfleisch unterrühren. Eventuell mit Salz würzen. Eine feuerfeste Form einfetten.

6. Die Hälften mit Salz bestreuen und mit der Hirsemasse füllen. Die gefüllten Zucchini in die Form legen und 1/2–3/4 Tasse Wasser dazugießen. Die Zucchini im Backofen (Mitte) 50–60 Minuten garen. Mit einem Salat servieren.

Lauch-Apfel-gemüse

Zutaten für 2 Personen:

2 mittelgroße Stangen Lauch

3 Äpfel

1 gehäufter Eßl. ungeschwefelte

Rosinen

1 gehäufter Eßl. Pflanzenmargarine

Gemüsebrühe (instant)

1 Teel. Currypulver

1 Teel. Tamari-Sojasauce

1 gehäufte Tasse Roggen- oder

Haferkeimlinge (etwa 150 g)

Schmeckt auch kalt
Schnell

Zubereitungszeit: etwa 25 Min.

Pro Portion etwa:
1900 kJ/450 kcal
3 g EW · 6 g F · 25 g KH
8 g Ballaststoffe

1. Den Lauch putzen, gründlich waschen und in etwa 2 cm große Stücke schneiden. Die Äpfel schälen, achteln und vom Kerngehäuse befreien. Die Rosinen mit heißem Wasser übergießen und abtropfen lassen.

2. Die Margarine in einem Topf bei schwacher Hitze schmelzen lassen. Den Lauch darin etwa 5 Minuten andünsten. Die Äpfel und die Rosinen hinzufügen, 1/2 Tasse Wasser darüber gießen, mit Gemüsebrühe, dem Curry und der Sojasauce würzen und alles vermengen.

3. Das Gemüse zugedeckt bei schwacher Hitze etwa 15 Minuten dünsten. Der Lauch und die Äpfel sollten noch einen Biß haben.

4. Den Topf von der Kochstelle nehmen. Die Keimlinge waschen, vorsichtig untermengen und alles noch etwa 3 Minuten ziehen lassen. Mit einem Salat servieren.

Panierte Tofuschnitzel

Dieses Schnitzel esse ich am liebsten mit einem großen Salatteller, und als Dessert gönne ich mir einen Obstsalat.

Zutaten für 2 Personen:
Für die Marinade:
2 Eßl. kaltgepreßtes Sonnenblumenöl
1 Eßl. Shoyu-Sojasauce
½ Teel. Paprikapulver, edelsüß
1 Teel. Gemüsebrühe (instant)
Für die Schnitzel:
250 g neutraler Tofu
½ Tasse Weizen (etwa 50 g),
mittelgrob geschrotet
Zum Braten: 2 Eßl. Öl

Preiswert

Zubereitungszeit: etwa 45 Min.

Pro Portion etwa:
1500 kJ/360 kcal
12 g EW · 25 g F · 19 g KH
3 g Ballaststoffe

1. Für die Marinade das Öl, die Sojasauce, das Paprikapulver und die Gemüsebrühe verrühren.

2. Den Tofu in 4 Scheiben schneiden, mit der Marinade bepinseln und mindestens 30 Minuten ziehen lassen.

3. Die Tofuscheiben in dem Weizenschrot wenden.

4. Das Öl in einer Pfanne bei schwacher Hitze erwärmen und die Schnitzel darin goldgelb braten. Die Schnitzel vorsichtig wenden, damit sie nicht zerbre-

chen und von der anderen Seite goldgelb braten.

Variante:

Eine besonders delikate Note bekommen die Tofuschnitzel, wenn sie mit einer Mischung aus Weizenschrot, 1 ½ Eßlöffeln Kokosflocken oder 1 Teelöffel getrocknetem Basilikum paniert werden.

Gemüseragout mit Dinkel

Zutaten für 2 Personen:
1 kleine Zwiebel
100 g Sellerieknolle, geputzt
100 g Weißkohl, geputzt
1 kleine Stange Lauch
2–3 Eßlöffel kaltgepreßtes Olivenöl
4 Eßl. Tomatenmark
½ Tasse Dinkel (etwa 70 g), grob
geschrotet
Gemüsebrühe (instant)
Picata
1 Tomate
2 Eßl. Hefeflocken
2–3 Eßl. frisch gehackte Kräuter
(beispielsweise Petersilie, Basilikum,
Oregano, Thymian)

Braucht etwas Zeit

Zubereitungszeit: etwa 40 Min.

Pro Portion etwa:
1200 kJ/290 kcal
11 g EW · 17 g F · 26 g KH
7 g Ballaststoffe

1. Die Zwiebel schälen und würfeln. Den Sellerie raspeln. Den Weißkohl kleinschneiden. Den Lauch längs bis zur Mitte

aufschneiden, gründlich waschen und in Halbringe schneiden.

2. Das Olivenöl in einem Topf bei schwacher Hitze erwärmen. Die Zwiebeln mit 1 Eßlöffel Wasser darin andünsten. Das Gemüse und 2 Eßlöffel Wasser dazugeben und alles etwa 5 Minuten dünsten.

3. Das Tomatenmark mit 2 Tassen Wasser anrühren.

4. Den Dinkelschrot zum Gemüse geben und unter Rühren etwa 1 Minute anbraten. Das Tomatenmark hinzufügen. Mit Gemüsebrühe und Picata würzen. Alles zugedeckt bei schwacher Hitze etwa 15 Minuten köcheln lassen. Dabei ab und zu umrühren.

5. Inzwischen die Tomate waschen, vom Stielansatz befreien, würfeln und etwa 2 Minuten vor Ende der Garzeit dazugeben.

6. Das Ragout in eine Schüssel füllen, mit den Hefeflocken und den Kräutern bestreuen. Mit einem grünen Salat servieren.

Bild oben: Panierte Tofuschnitzel
Bild unten: Gemüseragout mit Dinkel

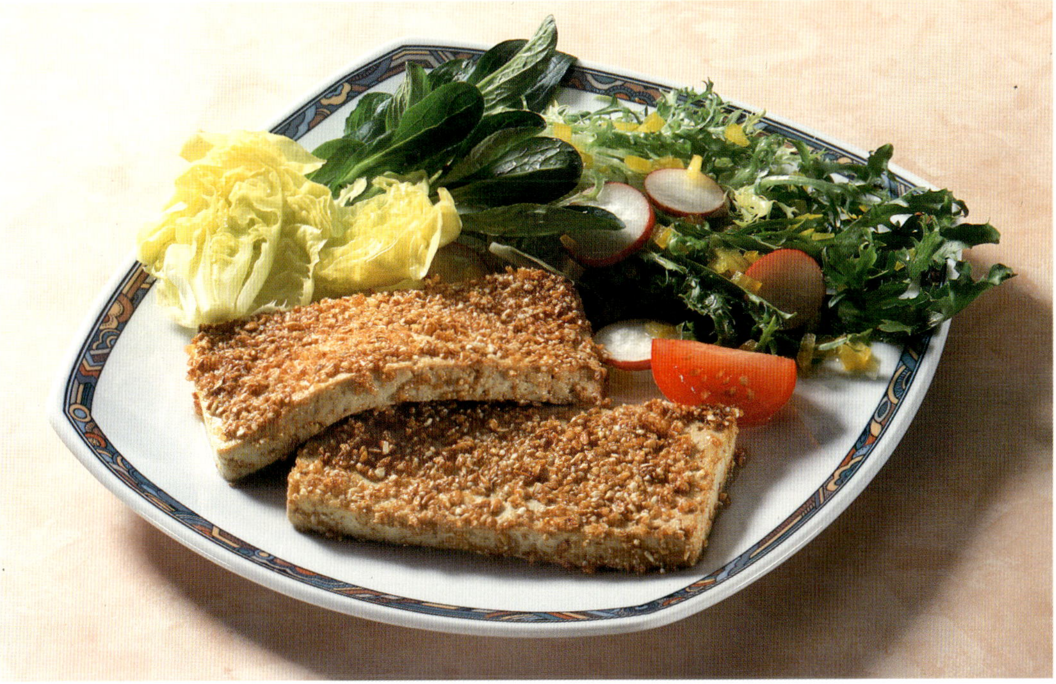

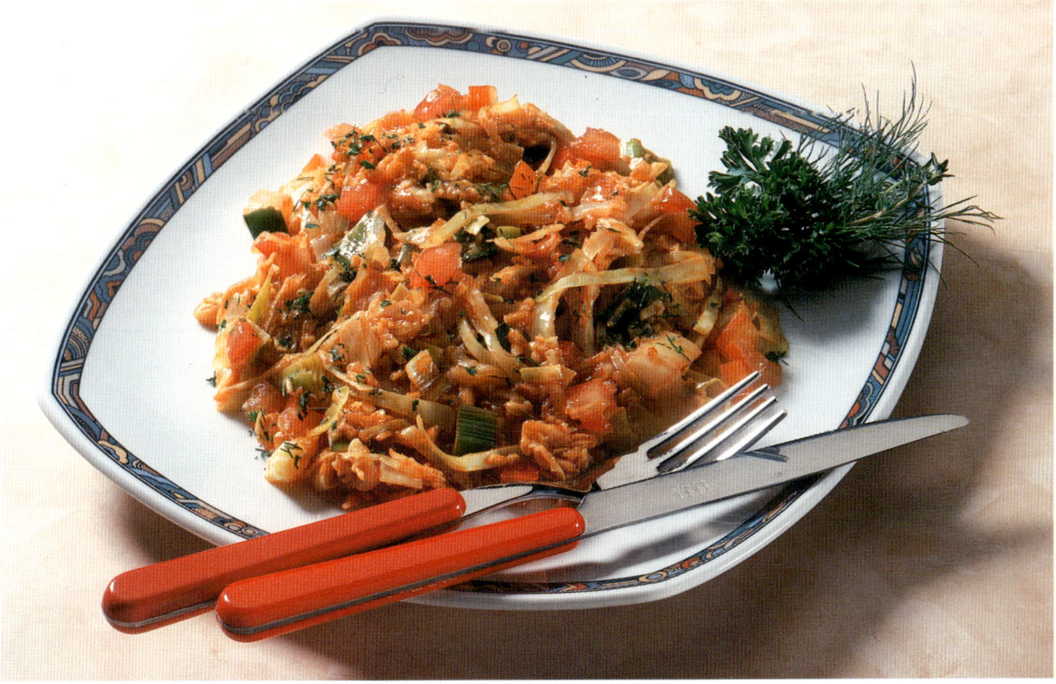

Blumenkohl mit Tomaten

Zutaten für 2 Personen:

1 kleiner Blumenkohl

jodiertes Meersalz

1/4 Kopfsalat

2–3 kleine Tomaten

1/4 Gurke

2–3 Champignons oder Egerlinge

1/2 gelbe Paprikaschote

5–6 Radieschen

4 Frühlingszwiebeln

4 Eßl. Obstessig

1 1/2 Teel. Senf

1 gehäufter Eßl. Tomatenmark

1 Teel. Gemüsebrühe (instant)

1 Tasse kaltgepreßtes Öl

Picata

1 Teel. getrocknetes Basilikum

1 Tasse frisch gehackte Kräuter

(beispielsweise Estragon, Petersilie

und Basilikum)

Für Gäste

Zubereitungszeit: etwa 30 Min.

Pro Portion etwa:
2400 kJ/570 kcal
9 g EW · 51 g F · 17 g KH
12 g Ballaststoffe

1. Den Blumenkohl putzen und heiß waschen. In einem großen Topf mit Wasser und Salz zum Kochen bringen. Den Blumenkohl darin in etwa 20 Minuten bißfest garen.

2. Inzwischen den Kopfsalat putzen, waschen, trockenschleudern und in feine Streifen schneiden. Alles Gemüse waschen und putzen. Die Tomaten und die Gurken in Scheiben schneiden. Die Pilze eventuell halbieren oder vierteln. Die Paprika würfeln. Die Radieschen vierteln, die Frühlingszwiebeln in feine Ringe schneiden. Die grünen Ringe beiseite stellen.

3. Den Obstessig, den Senf, das Tomatenmark, Salz, die Gemüsebrühe, das Öl, Picata und das Basilikum in einem Schraubglas etwa 2 Minuten schütteln.

4. Den Blumenkohl abtropfen lassen. Einen Teller mit den Salatblättern belegen und den Blumenkohl in die Mitte setzen. Die Zwiebelringe und 4 Eßlöffel Salatsauce auf dem Blumenkohl verteilen. Rundherum mit den Tomaten- und Gurkenscheiben, den Champignons, der Paprikaschote und den Radieschen garnieren. Die restliche Salatsauce darüber gießen. Die grünen Zwiebelringe und die Kräuter überall verteilen.

Spinat auf persische Art

Zutaten für 2–3 Personen:

300 g frischer Spinat

1 kleine Zwiebel

1 Knoblauchzehe

2–3 Eßl. kaltgepreßtes Olivenöl

2 Prisen Curcuma

Gemüsebrühe (instant)

250 g neutraler Tofu

1 Eßl. Obstessig

jodiertes Meersalz

5 Eßl. kaltgepreßtes Öl

2 Eßl. Getreidekeimlinge

frisch gemahlener schwarzer Pfeffer

Für Gäste

Zubereitungszeit: etwa 30 Min.

Bei 3 Personen pro Portion etwa:
870 kJ/210 kcal
11 g EW · 16 g F · 7 g KH
4 g Ballaststoffe

1. Den Spinat verlesen, gründlich in stehendem Wasser waschen, abtropfen lassen und grob schneiden, auch die Stiele mit verwenden. Die Zwiebel und den Knoblauch schälen und kleinschneiden.

2. Das Öl in einem Topf bei schwacher Hitze erwärmen. Die Zwiebeln und den Knoblauch mit der Curcuma darin anbraten. Den Spinat dazugeben. Mit Gemüsebrühe würzen, kurz umrühren und zugedeckt bei schwacher Hitze dünsten, bis der Spinat zusammenfällt.

3. Für die Tofu-Mayonnaise den Tofu vierteln, mit 1 Tasse Wasser, dem Obstessig und Salz im Mixer pürieren. Das Öl dazugeben und sämig mixen.

4. Die Tofu-Mayonnaise in eine Schüssel geben. Den Spinat mit dem Schaumlöffel herausnehmen und abtropfen lassen. Den Tofu und den Spinat vorsichtig mit einer Gabel vermengen. Eventuell noch nachwürzen. Die Kochflüssigkeit darüber gießen. Mit den Keimlingen bestreuen und mit etwas Pfeffer würzen.

5. Das Gericht schmeckt warm und kalt, paßt zu Reis, Hirse, Buchweizen und Kartoffeln. Vorweg einen Salat servieren.

Dicke Bohnen mit Knoblauch

Zutaten für 2 Personen:
250 g Dicke Bohnen, tiefgefroren
1 Eßl. Pflanzenmargarine
2 Prison Curcuma
2 kleine Knoblauchzehen
2 Eßl. frisch gehackter oder
1 Eßl. getrockneter Dill
Gemüsebrühe (instant)
100 g neutraler Tofu in Streifen

Gelingt leicht

Zubereitungszeit: etwa 30 Min.

Pro Portion etwa:
500 kJ/120 kcal
7 g EW · 6 g F · 10 g KH
4 g Ballaststoffe

1. Die Dicken Bohnen in einer Schüssel mit kochendem Wasser übergießen und etwa 5 Minuten stehenlassen. Die Bohnen

in einem Sieb abtropfen lassen. Die Schale einritzen und die Kerne herausdrücken.

2. Die Margarine in einem Topf bei schwacher Hitze schmelzen lassen. Die Bohnenkerne mit der Curcuma darin etwa 2 Minuten anbraten, dabei vorsichtig umrühren.

3. Den Knoblauch schälen, kleinschneiden und mit 1/2 Tasse Wasser dazugeben. Mit dem Dill und Gemüsebrühe würzen.

4. Die Bohnen zugedeckt bei schwacher Hitze etwa 5 Minuten garen. Die Tofustreifen unterheben und in etwa 5 Minuten fertiggaren. Mit einem Salat vorweg und Naturreis servieren.

Vollkornteig für Pizza

Zutaten für 1 Springform von
26 cm Ø:
300 g Dinkel oder Weizen, mehlfein
gemahlen
80 – 100 g kalte Pflanzenmargarine
1 Teel. Weinsteinbackpulver
1 Teel. Gemüsebrühe (instant)
1 Prise jodiertes Meersalz
1/2 Teel. Paprikapulver, edelsüß

Gelingt leicht

Zubereitungszeit: etwa 15 Min.

Etwa: 7000 kJ/1700 kcal
35 g EW · 88 g F · 190 g KH
26 g Ballaststoffe

1. Das Mehl in eine Schüssel geben. In die Mitte eine Mulde drücken. Die Margarine in Stückchen, das Backpulver, die Gemüsebrühe, das Salz, das Paprikapulver und etwas Wasser dazugeben. Alle Zutaten mit einem Holzlöffel verrühren.

2. Nach und nach 120 ml Wasser dazugeben. Dabei mit der Hand den Teig so lange kneten, bis er sich vom Rand löst.

3. Aus dem Teig eine Kugel formen. Dann den Teig in der gefetteten und mit Mehl bestreuten Form auseinanderdrücken und nach Belieben belegen (Rezepte Seite 46 und 48).

Tip!

Den Teig knete ich mit den Händen. Meine Finger- und Handgelenke sind für die Bewegung dankbar.
Sollte der Teig etwas zu weich sein, noch 1–2 Eßlöffel Mehl unterkneten. Wenn Sie die Zutaten verdoppeln, reicht der Teig für ein Backblech. Auch die Zutaten für den Belag müssen Sie dann entsprechend verdoppeln.

Auberginen-Pizza

Zutaten für 1 Springform von
26 cm Ø:
1 Vollkornteig von Seite 45
Für den Belag:
1 große Aubergine
jodiertes Meersalz
3 Stangen Lauch
1 Zwiebel · 5–6 Champignons
4 Eßl. kaltgepreßtes Olivenöl
Gemüsebrühe (instant)
1 Messerspitze Picata
1 Teel. getrockneter Thymian
150 g neutrale Tofuwürfel
4 Tomaten
1 Teel. getrockneter Basilikum
2 Eßl. Hefeflocken
Für die Form: Fett · Dinkelmehl

Für Gäste

Zubereitungszeit: etwa 1 ¾ Std.

Bei 12 Stück pro Stück etwa:
890 kJ/210 kcal
6 g EW · 12 g F · 21 g KH
4 g Ballaststoffe

1. Aus den Teigzutaten nach dem Grundrezept einen Teig zubereiten. Die Aubergine putzen, in Scheiben schneiden, salzen und stehenlassen.

2. Den Lauch längs halbieren, waschen und in Streifen schneiden. Die Zwiebel schälen und würfeln. Die Champignons waschen und blättrig schneiden.

3. Den Backofen auf 220° (Gas Stufe 3–4) vorheizen. Die Form einfetten und mit Mehl ausstreuen.

4. Die Auberginen waschen, trockentupfen und würfeln. Das Öl erwärmen. Die Zwiebeln mit den Auberginen darin etwa 5 Minuten dünsten.

5. Mit dem Lauch, Brühe, dem Picata und dem Thymian bei schwacher Hitze kurz dünsten. Die Champignons und den Tofu dazugeben und weitere 5 Minuten dünsten. Abkühlen lassen.

6. Den Teig in der Form auseinanderdrücken. Das Gemüse darauf verteilen. Die Tomaten waschen, vom Stielansatz befreien, in Scheiben schneiden und darauf legen. Mit Brühe und dem Basilikum bestreuen.

7. Im Backofen (Mitte) in 45 Minuten backen. Im ausgeschalteten Backofen noch etwa 10 Minuten stehenlassen. Mit den Hefeflocken bestreuen.

Zucchini-Pizza

Zutaten für 1 Springform von 26 cm Ø:
1 Vollkornteig von Seite 45
Für den Belag:
300–400 g Zucchini
1 kleine Gemüsezwiebel
2 mittelgroße Stangen Lauch
je ½ rote und gelbe Paprikaschote
5–6 Champignons
4 Tomaten
3–4 Eßl. kaltgepreßtes Olivenöl
getrocknetes Basilikum
150 g neutrale Tofuwürfel
Gemüsebrühe (instant)
2 Eßl. Hefeflocken
Für die Form: Fett · Dinkelmehl

Braucht etwas Zeit

Zubereitungszeit: etwa 1 ¾ Std.

Bei 12 Stück pro Stück etwa:
880 kJ/210 kcal
6 g EW · 12 g F · 20 g KH
4 g Ballaststoffe

1. Nach dem Grundrezept einen Teig zubereiten. Die Zucchini waschen, putzen und würfeln. Die Zwiebel schälen und würfeln. Den Lauch längs halbieren, waschen, in Streifen schneiden.

2. Die Paprikaschoten putzen, waschen und in Streifen schneiden. Die Champignons waschen und blättrig schneiden. Die Tomaten waschen, von den Stielansätzen befreien und in Scheiben schneiden.

3. Den Backofen auf 220° (Gas Stufe 3–4) vorheizen. Die Form einfetten und mit Mehl bestäuben.

4. Das Öl erwärmen. Das Gemüse ohne die Pilze und Tomaten mit Basilikum zugedeckt etwa 10 Minuten dünsten. Die Champignons, den Tofu und Brühe unterrühren. Alles 3–4 Minuten dünsten.

5. Den Teig in der Form auseinanderdrücken. Das Gemüse und die Tomatenscheiben darauf legen. Mit Brühe und Basilikum bestreuen. Im Backofen (Mitte) in etwa 45 Minuten backen. Im ausgeschalteten Backofen noch etwa 10 Minuten stehenlassen. Mit den Hefeflocken bestreuen.

Im Bild oben: Auberginen-Pizza
Im Bild unten: Zucchini-Pizza

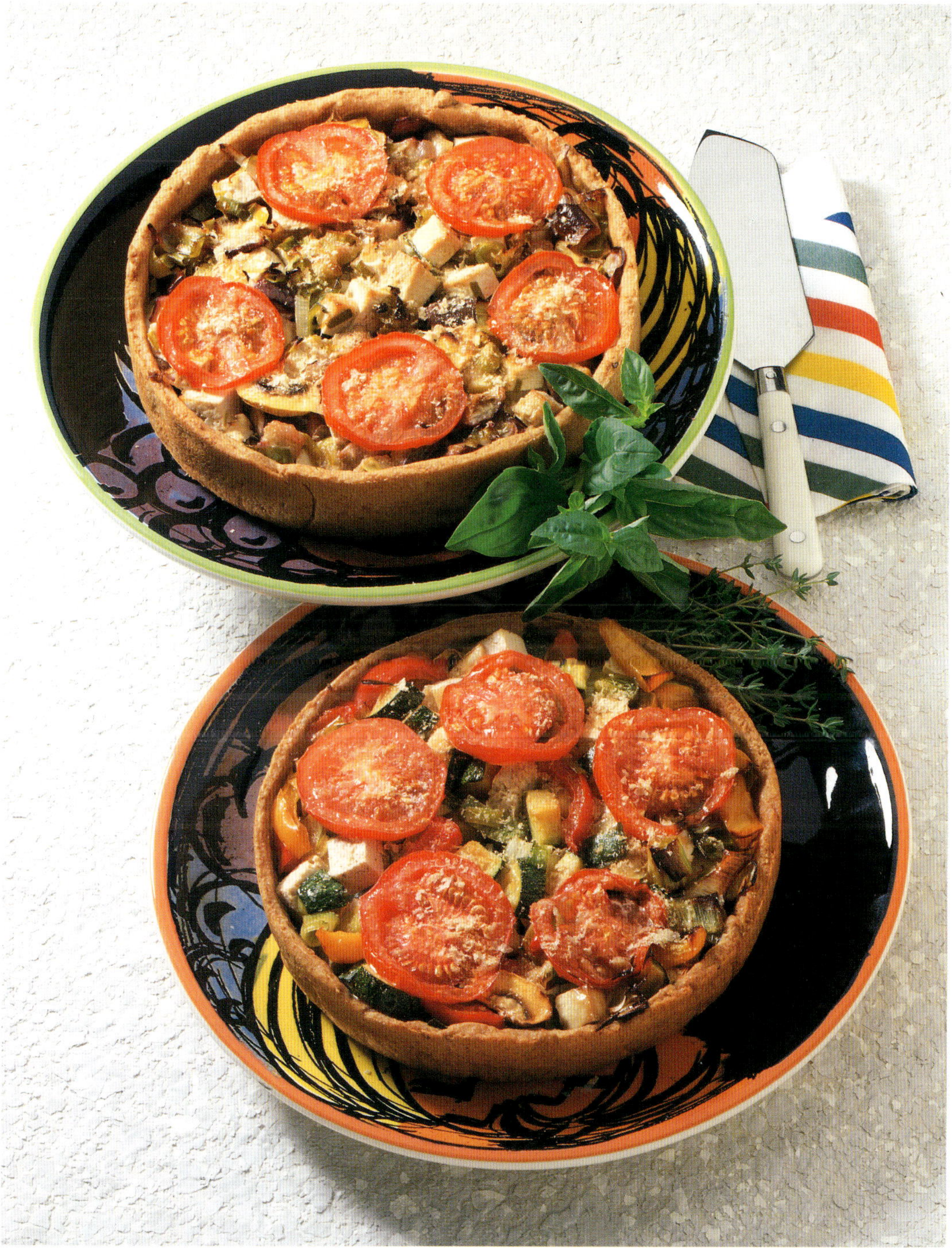

Bunter Tofu-Kartoffelsalat

Zutaten für 2–3 Personen:

8 mittelgroße festkochende Kartoffeln

Gemüsebrühe (instant)

1/2 mittelgroße Zwiebel

1/2 Apfel

50 g Kräutertofuwürfel

1 1/2 Teel. Obstessig

jodiertes Meersalz

1 Teel. Senf

1/2 Teel. getrockneter Estragon

1/2 Tasse kaltgepreßtes Öl

Gut vorzubereiten

Zubereitungszeit: etwa 50 Min.

Pro Portion etwa:
1500 kJ/360 kcal
6 g EW · 17 g F · 44 g KH
8 g Ballaststoffe

1. Die Kartoffeln waschen und in einem Topf mit Wasser bedeckt in etwa 25 Minuten garen. Das Wasser abgießen. Die Kartoffeln noch lauwarm schälen und in Scheiben schneiden.

2. 1/2 Tasse Wasser mit 1 Teelöffel Gemüsebrühe aufkochen. Die halbe Zwiebel schälen, würfeln und darin etwa 4 Minuten ziehen lassen. Diese Brühe über die Kartoffeln gießen und vermengen.

3. Den Apfel dünn schälen, vom Kerngehäuse befreien und würfeln. Mit dem Tofu unter die Kartoffeln mischen.

4. Den Obstessig, Salz, Gemüsebrühe, den Senf, den Estragon und das Öl in ein Schraubglas geben. Das Glas gut verschließen und 1–2 Minuten schütteln. Etwa 4 Eßlöffel der Sauce unter den Salat rühren.

5. Den Kartoffelsalat hügelförmig auf einer ovalen Platte anrichten und beliebig garnieren. Die restliche Salatsauce über die Garnitur träufeln. Zu Tofu-Schnitzeln (Rezept Seite 42) servieren.

Zwiebel-kuchen mit Tofu

Zutaten für 1 Springform von 26 cm Ø:

Für den Teig:

300 g Dinkel oder Weizen, mehlfein gemahlen

80–100 g Pflanzenmargarine

1 Teel. Weinsteinbackpulver

1 Teel. Gemüsebrühe (instant)

1 Prise jodiertes Meersalz

1/2 Teel. Paprikapulver, edelsüß

Für den Belag:

3–4 große Gemüsezwiebeln (etwa 1 kg)

3–4 Eßl. kaltgepreßtes Olivenöl

4 Teel. Gemüsebrühe (instant)

1 Teel. jodiertes Meersalz

1 knapper Teel. Endoferm

2 Teel. ganzer Kümmel

2–3 Teel. Kräuter der Provence

150 g neutrale Tofuwürfel

1 Teel. Agar-Agar

1 Teel. Tamari-Sojasauce

Braucht etwas Zeit

Zubereitungszeit: etwa 1 3/4 Std.

Bei 12 Stück pro Stück etwa:
870 kJ/210 kcal
5 g EW · 11 g F · 21 g KH
5 g Ballaststoffe

1. Aus den Teigzutaten nach dem Grundrezept (Seite 45) einen Pizzateig zubereiten.

2. Für den Belag die Zwiebeln schälen, lauwarm waschen, vierteln und mittelgrob würfeln.

3. Den Backofen auf 220° (Gas Stufe 3–4) vorheizen. Die Form einfetten und mit Mehl ausstreuen.

4. Das Öl erwärmen. Die Zwiebeln mit 1 Eßlöffel Wasser, der Gemüsebrühe, dem Salz, dem Endoferm, dem Kümmel und den Kräutern der Provence dazugeben und umrühren. Die Zwiebeln zugedeckt in etwa 15 Minuten halbweich dünsten, ab und zu umrühren.

5. Den Tofu, das Agar-Agar und die Sojasauce unterrühren und alles offen noch 2–3 Minuten kochen.

6. Den Teig in der Form auseinanderdrücken, dabei einen etwa 4 cm hohen Rand hochziehen.

7. Die Zwiebeln darauf verteilen. Im Backofen (Mitte) in 40–50 Minuten backen. Im ausgeschalteten, leicht geöffneten Backofen noch etwa 10 Minuten stehenlassen. Warm oder kalt servieren.

Kümmel-kartoffeln

Zutaten für 2 Personen:
5 mittelgroße Kartoffeln
2–3 Eßl. kaltgepreßtes Olivenöl
Kräutermeersalz
gemahlener Kümmel oder Majoran

Ganz einfach • Preiswert

Zubereitungszeit: etwa 25 Min.

Pro Portion etwa:
1300 kJ/310 kcal
5 g EW · 15 g F · 39 g KH
6 g Ballaststoffe

1. Die Kartoffeln unter fließendem Wasser abbürsten, abtrocknen und mit Schale in etwa $1/2$ cm dicke Scheiben schneiden.

2. Das Öl in einer Pfanne mit Deckel bei schwacher Hitze erwärmen. Die Kartoffelscheiben darin zugedeckt etwa 10 Minuten dämpfen. Die Kartoffeln wenden und zugedeckt in 10–12 Minuten fertiggaren.

3. Mit Salz und Kümmel oder Majoran bestreuen und mit gedünstetem Gemüse und Salat servieren.

Kartoffelpüree mit Kräutern

Zutaten für 2 Personen:
6 mittelgroße Kartoffeln
1 Zwiebel
2 Eßl. kaltgepreßtes Olivenöl
1 Prise Curcuma
1 Eßl. frisch gehackte Petersilie
$1/2$ Teel. getrocknete Minze
jodiertes Meersalz
Muskatnuß, frisch gerieben

Gelingt leicht

Zubereitungszeit: etwa 30 Min.

Pro Person etwa:
1300 kJ/310 kcal
7 g EW · 10 g F · 50 g KH
9 g Ballaststoffe

1. Die Kartoffeln waschen, sehr dünn schälen und vierteln. In einem Topf knapp mit Wasser bedeckt in etwa 25 Minuten garen.

2. Inzwischen die Zwiebel schälen und würfeln. Das Öl in einer kleinen Pfanne bei schwacher Hitze erwärmen. Die Zwiebeln darin mit der Curcuma, der Petersilie, der Minze und 1 Eßlöffel Wasser zugedeckt in 5–10 Minuten dünsten.

3. Das Kartoffelwasser in eine Schüssel abgießen. Die Kartoffeln zerstampfen, das Kochwasser dazugeben und mit einem Schneebesen glattrühren. Die Zwiebeln unterrühren. Mit Salz und Muskat würzen. Mit Salat als Vorspeise und gedünstetem Gemüse servieren.

Rösti

Zutaten für 2 Personen:
4 mittelgroße Kartoffeln
2 Eßl. kaltgepreßtes Olivenöl
Kräutermeersalz
frisch gemahlener schwarzer Pfeffer

Ganz einfach • Preiswert

Zubereitungszeit: etwa 25 Min.

Pro Portion etwa:
970 kJ/230 kcal
4 g EW · 10 g F · 31 g KH
5 g Ballaststoffe

1. Die Kartoffeln unter fließendem Wasser bürsten, abtrocknen und dann mit Schale grob raspeln.

2. Das Öl in einer kleinen Pfanne mit Deckel bei mittlerer Hitze erwärmen. Die Kartoffeln darin etwa 7 Minuten dämpfen.

3. Die Rösti auf einen Teller gleiten lassen, mit der anderen Seite nach unten wieder in die Pfanne geben und in etwa 7 Minuten braten. Mit Salz und Pfeffer würzen. Rösti passen zu allen Salaten und Tofuschnitzeln (Rezept Seite 42).

Frisches Obst der Saison steht täglich auf meinem Speiseplan. Entweder als Dessert, für zwischendurch oder unterwegs – es steht jederzeit griffbereit. Wenn ich Gäste erwarte und keine Zeit zum Backen habe, überrasche ich sie mit einer gemischten Obsttafel, die immer sehr gut ankommt und zudem kalorienärmer als Kuchen ist.

Obsttafel im Sommer

Zutaten für 6 Personen:

500 g Erdbeeren

6 Pfirsiche

6 Nektarinen

1 Honigmelone

einige Kirschblätter

Gelingt leicht • Für Gäste

Zubereitungszeit: etwa 15 Min.

Pro Portion etwa:
710 kJ/170 kcal
3 g EW · 1 g F · 37 g KH
5 g Ballaststoffe

1. Die Kirschen, die Erdbeeren, die Pfirsiche, die Nektarinen und die Aprikosen waschen und abtropfen lassen. Die Honigmelone halbieren und die Hälften dritteln.

2. Das Obst auf einer großen Platte dekorativ verteilen, dabei die Erdbeeren obenauf legen. In die Lücken die Kirschblätter stecken. Je nach Angebot können Sie noch Kirschen, Aprikosen und Wassermelone dazulegen.

Beeren mit Cashewnüssen

Zutaten für 4–6 Personen:

150 g Himbeeren

150 g Brombeeren

150 g rote Johannisbeeren

150 g Heidelbeeren

200 g Cashewnüsse

Gelingt leicht • Schnell

Zubereitungszeit: etwa 10 Min.

Bei 6 Personen pro Portion etwa:
1100 kJ/260 kcal
7 g EW · 15 g F · 23 g KH
7 g Ballaststoffe

1. Die Beeren sehr behutsam waschen und abtropfen lassen. Die Johannisbeeren nicht von den Rispen zupfen.

2. Die Cashewnüsse in die Mitte einer großen, runden Platte legen. Jede Beerensorte abwechselnd um die Nüsse verteilen.

Obsttafel im Herbst

Zutaten für 6 Personen:

300 g weiße Trauben

300 g blaue Trauben

6 rote Äpfel

6 rot-grüne Birnen

12 Zwetschgen

1 Ananas · 3 Granatäpfel

6 Clementinen

3 Bananen

12 Walnüsse

einige bunte Herbstblätter

Für Gäste • Schnell

Zubereitungszeit: etwa 15 Min.

Pro Portion etwa:
2100 kJ/500 kcal
6 g EW · 13 g F · 79 g KH
16 g Ballaststoffe

1. Die Trauben, die Äpfel, die Birnen und die Zwetschgen gründlich waschen und abtropfen lassen. Die Ananas und die Granatäpfel vierteln.

2. Auf den Rand einer großen Platte einige Herbstblätter legen. Alle Früchte darauf dekorativ verteilen, dabei in jede Ecke ein Ananasviertel legen. Die Trauben und die Granatäpfel obenauf legen. Die Lücken mit Walnüssen ausfüllen.

Im Bild oben: Obsttafel im Herbst
Im Bild Mitte: Obsttafel im Sommer
Im Bild unten:
Beeren mit Cashewnüssen

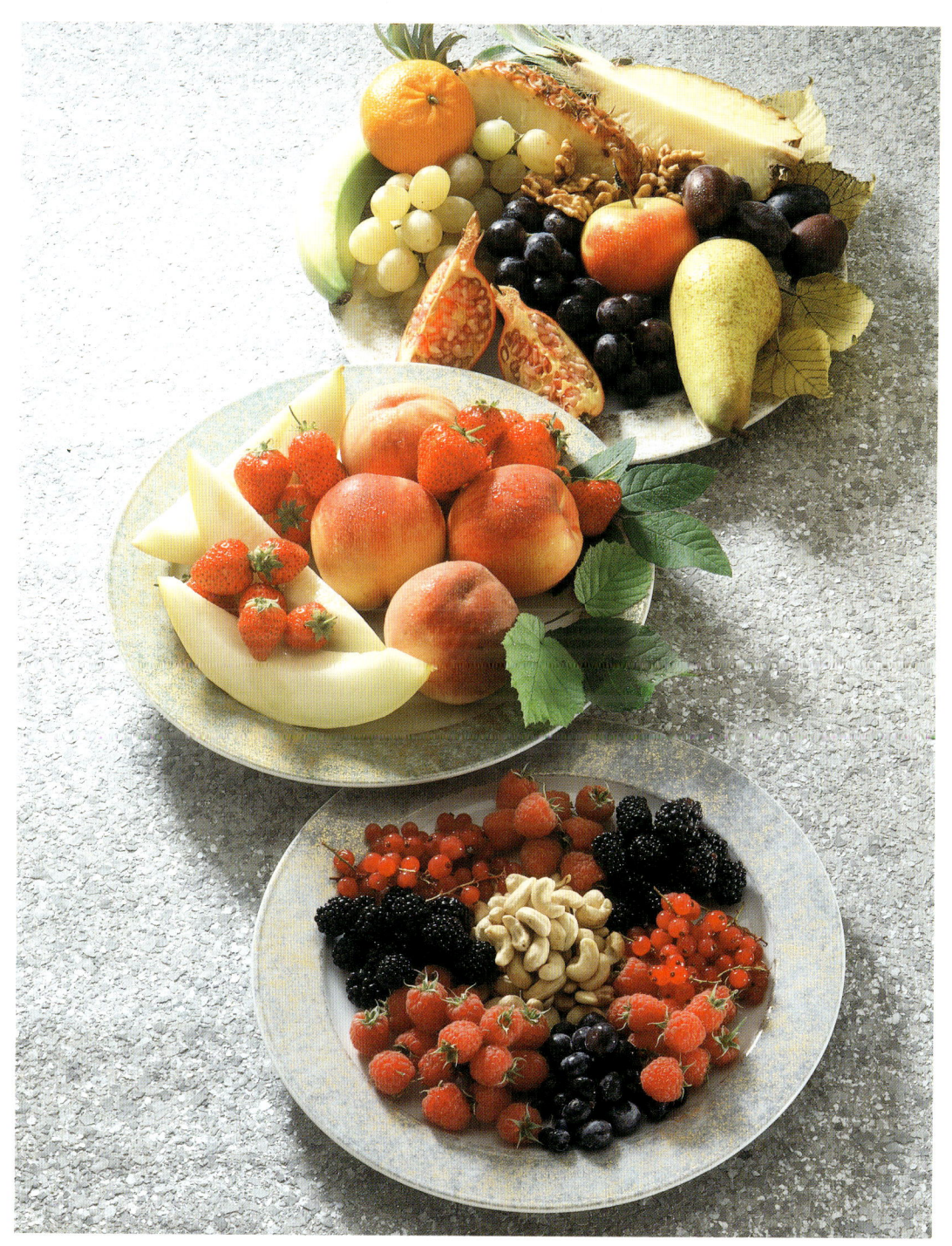

Tofu-Dessert mit Aprikosen

Zutaten für 2 Personen:
5 Eßl. Zitronensaft
5 Eßl. Ahornsirup
1 Prise Chilipulver
100 g neutrale Tofuwürfel
3–4 Aprikosen
½ Banane
1 Eßl. Kokosflocken
1 Eßl. Getreidekeimlinge

Gelingt leicht • Raffiniert

Zubereitungszeit: etwa 30 Min.

Pro Portion etwa:
720 kJ/170 kcal
6 g EW · 4 g F · 30 g KH
2 g Ballaststoffe

1. Den Zitronensaft mit dem Ahornsirup und dem Chilipulver verrühren. Die Tofuwürfel darin etwa 20 Minuten marinieren.

2. Die Aprikosen waschen, entkernen und kleinschneiden. Die halbe Banane schälen, kleinschneiden und mit den Kokosflocken zum Tofu geben.

3. Alle Zutaten gut vermengen und 5–10 Minuten kühl stellen. Die Keimlinge waschen, abtropfen lassen und über das Dessert streuen.

Beeren-Bananen-Mus

Zutaten für 2–3 Personen:
½ Tasse rote Johannisbeeren (etwa 50 g)
½ Tasse schwarze Johannisbeeren (etwa 50 g)
½ Tasse Himbeeren (etwa 50 g)
1 große Banane
1 Pfirsich
1 Eßl. Zitronensaft
1 Eßl. Nußmus (Reformhaus)
2 Eßl. Kokosflocken
1–2 Teel. Ahornsirup

Gelingt leicht • Schnell

Zubereitungszeit: etwa 10 Min.
(+ 10 Min. Kühlzeit)

Bei 3 Personen pro Portion etwa:
650 kJ/150 kcal
3 g EW · 7 g F · 21 g KH
5 g Ballaststoffe

1. Die Johannisbeeren und die Himbeeren waschen, abtropfen lassen und die Johannisbeeren von den Stielen zupfen. Die Beeren mit einer Gabel leicht zerdrücken.

2. Die Banane schälen und mit einer Gabel fein zermusen. Den Pfirsich waschen, halbieren, entkernen, kleinschneiden und beides zu den Beeren geben.

3. Das Obst mit dem Zitronensaft und dem Nußmuß mischen und 5–10 Minuten kühl stellen. Die Kokosflocken darüber streuen, den Ahornsirup darüber träufeln und das Beeren-Bananenmus servieren.

Obstsalat mit Chili

Zutaten für 2–3 Personen:
1 Banane · 1 Pfirsich
1 Tasse Himbeeren (etwa 100 g)
15–20 süße Kirschen
1 Tasse Dinkel- oder Weizenkeimlinge (etwa 120 g)
3 Eßl. Ahornsirup
2 Eßl. Zitronensaft
1 Prise Chilipulver

Raffiniert • Für Gäste

Zubereitungszeit: etwa 10 Min.
(+ 10 Min. Kühlzeit)

Bei 3 Personen pro Portion etwa:
900 kJ/210 kcal
13 g EW · 5 g F · 19 g KH
10 g Ballaststoffe

1. Die Banane schälen und fein zermusen. Den Pfirsich, die Himbeeren und die Kirschen waschen und abtropfen lassen.

2. Den Pfirsich halbieren, entkernen und würfeln. Die Banane, die Pfirsichwürfel, die Himbeeren und die Kirschen mit den Keimlingen mischen.

3. Den Ahornsirup, den Zitronensaft und das Chilipulver verrühren und mit dem Obst mischen. Etwa 10 Minuten kühl stellen.

Obstsalat mit Ingwer

Zutaten für 2–3 Personen:
2 reife Bananen
1 Orange · 4 frische Datteln
½ Tasse Kokosflocken (etwa 20 g)
2 Eßl. Zitronensaft
2 Prisen Ingwerpulver
2 große Weintrauben

Ganz einfach • Schnell

Zubereitungszeit: etwa 5 Min.

Bei 3 Personen pro Portion etwa:
720 kJ/170 kcal
2 g EW · 2 g F · 38 g KH
4 g Ballaststoffe

1. Die Bananen schälen und fein zermusen. Die Orange schälen, vierteln und würfeln. Die Datteln entkernen und kleinschneiden.

2. Die Orangenstücke, die Datteln und die Kokosflocken mit den Bananen verrühren.

3. Den Zitronensaft und das Ingwerpulver unterrühren. Die Weintrauben waschen und das Dessert damit garnieren.

Knusperwaffeln

Zutaten für 5 Waffeln:
1 Tasse Dinkel (etwa 140 g), mehlfein gemahlen
½ Tasse gemahlene Mandeln (etwa 40 g)
1 Eßl. Zitronensaft
3–4 Eßl. Ahornsirup
1 Prise Zimtpulver
1 Teel. Weinsteinbackpulver
1 Banane
Für das Waffeleisen:
Pflanzenmargarine

Gut vorzubereiten

Zubereitungszeit: etwa 50 Min.

Pro Waffel etwa:
840 kJ/200 kcal
5 g EW · 7 g F · 30 g KH
45 g Ballaststoffe

1. Den Dinkel in eine Schüssel geben. Nach und nach mit einem Schneebesen 2 Tassen Wasser einrühren.

2. Die Mandeln, den Zitronensaft, den Ahornsirup, den Zimt und das Backpulver dazugeben. Alle Zutaten zu einem flüssigen Teig verrühren und etwa 10 Minuten quellen lassen.

3. Inzwischen die Banane schälen, mit einer Gabel zermusen und unter den Teig rühren.

4. Das Waffeleisen vorheizen und mit wenig Pflanzenmargarine einfetten. 1 Kelle Teig einfüllen und das Waffeleisen schließen. Die Waffel mit einer Gabel auf ein Kuchengitter nebeneinander legen und auskühlen lassen. Auf diese Weise alle Waffeln backen.

Variante: Apfelwaffeln
Den Teig wie oben beschrieben zubereiten. 1 Apfel waschen, mit Schale fein reiben und unter den Teig rühren.

Zwetschgenkompott

Schmeckt auch mit süßen Äpfeln und saftigen Birnen.

Zutaten für 2–3 Personen:
250 g süße Zwetschgen
2 Eßl. gehackte Cashewnüsse
Anis- oder Zimtpulver

Gelingt leicht

Zubereitungszeit: etwa 40 Min.

Bei 3 Personen pro Portion etwa:
420 kJ/100 kcal
2 g EW · 4 g F · 13 g KH
2 g Ballaststoffe

1. Die Zwetschgen waschen, abtropfen lassen, halbieren und entkernen.

2. In einen gut schließenden Topf geben. Die Zwetschgen bei schwacher Hitze ohne Wasser 20–30 Minuten im eigenen Saft dünsten. Den Deckel zwischendurch nicht öffnen.

3. Das Zwetschgenkompott abkühlen lassen und in Schälchen füllen. Mit den Cashewnüssen und Anis- oder Zimtpulver bestreut servieren.

Tip!
Nüsse oder Mandeln mahle ich erst kurz vor dem Gebrauch. Am besten eignet sich eine alte Kaffeemühle mit Schlagwerk oder ein Blitzhacker.

Apfel-Torte

Zutaten für 1 Springform von
26 cm Ø:
300 g Dinkel, mehlfein gemahlen
80 – 100 g Pflanzenmargarine
1 Teel. Weinsteinbackpulver
1 Prise gemahlene Vanille
1 Prise jodiertes Meersalz
3 Eßl. Vollrohrzucker
300 ml Sojamilch ohne Geschmack
4 mittelgroße Äpfel
½ Tasse gemahlene Mandeln oder
Haselnüsse (etwa 40 g)
½ Tasse ungeschwefelte Rosinen
(etwa 40 g) · 250 g neutraler Tofu
2 Bananen · 5 frische Datteln
1 Tasse Kokosflocken (etwa 40 g)
Saft von 1 Zitrone
½ Teel. Agar-Agar · Zimtpulver
Für die Form: Fett · Dinkelmehl

Für Gäste

Zubereitungszeit: etwa 1 ½ Std.

Bei 16 Stück pro Stück etwa:
880 kJ/210 kcal
5 g EW · 8 g F · 29 g KH
4 g Ballaststoffe

1. Den Dinkel in eine Schüssel geben. In die Mitte eine Mulde drücken. Die Margarine in Stücken, das Backpulver, die Vanille, das Salz, den Vollrohrzucker und 1 Eßlöffel Sojamilch dazugeben und verrühren.

2. Etwa 140 ml Sojamilch unterrühren. Den Teig kneten. Dann ruhen lassen.

3. Den Backofen auf 220° vorheizen (Gas Stufe 3 – 4). Die Form einfetten und mit Mehl bestreuen. Den Teig in der Form auseinanderdrücken.

4. Die Äpfel schälen und fein raspeln. Mit den Mandeln und den Rosinen mischen und auf dem Teig verteilen. Im Backofen (unten) etwa 20 Minuten vorbacken.

5. Den Tofu fein reiben. Die Bananen schälen und zermusen. Die Datteln entkernen und kleinschneiden. Bananen und Datteln zum Tofu geben. Mit den Kokosflocken, 150 ml Sojamilch, dem Zitronensaft, dem Agar-Agar und etwas Zimtpulver verrühren.

6. Die Form aus dem Ofen nehmen, die Masse darauf verteilen. In 20 – 25 Minuten fertigbacken. Zum Durchziehen einen Tag stehenlassen.

Rhabarber-Torte

Zutaten für 1 Springform von
26 cm Ø:
300 g Dinkel, mehlfein gemahlen
80 – 100 g Pflanzenmargarine
1 Teel. Weinsteinbackpulver
1 Prise gemahlene Vanille
1 Prise jodiertes Meersalz
3 Eßl. Vollrohrzucker
150 ml Sojamilch ohne Geschmack
250 g neutraler Tofu
250 g Rhabarber
3 Äpfel · 3 Bananen
1 Tasse Kokosflocken (etwa 40 g)
½ Tasse gemahlene Mandeln
(etwa 40 g)
Saft von 1 Zitrone
1 gehäufter Teel. Agar-Agar
Für die Form: Fett · Dinkelmehl

Braucht etwas Zeit

Zubereitungszeit: etwa 1 ½ Std.

Bei 16 Stück pro Stück etwa:
750 kJ/190 kcal
5 g EW · 8 g F · 24 g KH
4 g Ballaststoffe

1. Den Dinkel in eine Schüssel geben. Die Margarine in Stückchen, das Backpulver, die Vanille, das Salz, den Vollrohrzucker, die Sojamilch dazugeben. So lange kneten, bis der Teig nicht mehr klebt.

2. Den Backofen auf 220° vorheizen (Gas Stufe 3 – 4). Die Form einfetten und mit Mehl bestäuben. Den Teig in der Form auseinanderdrücken, dabei einen Rand hochziehen.

3. Den Tofu fein reiben. Den Rhabarber waschen, schälen und kleinschneiden. Die Äpfel und Bananen schälen und raspeln. Den Rhabarber, die Äpfel und Bananen zum Tofu geben. Alles mit den Kokosflocken, den Mandeln, dem Zitronensaft und dem Agar-Agar verrühren.

4. Die Masse auf dem Teig glattstreichen. Die Torte im Backofen (unten) etwa 40 Minuten backen. Dann bei 150° (Gas Stufe 1 ½ – 2) noch 15 – 20 Minuten backen. Dann auskühlen lassen.

Im Bild oben: Apfel-Torte
Im Bild unten: Rhabarber-Torte

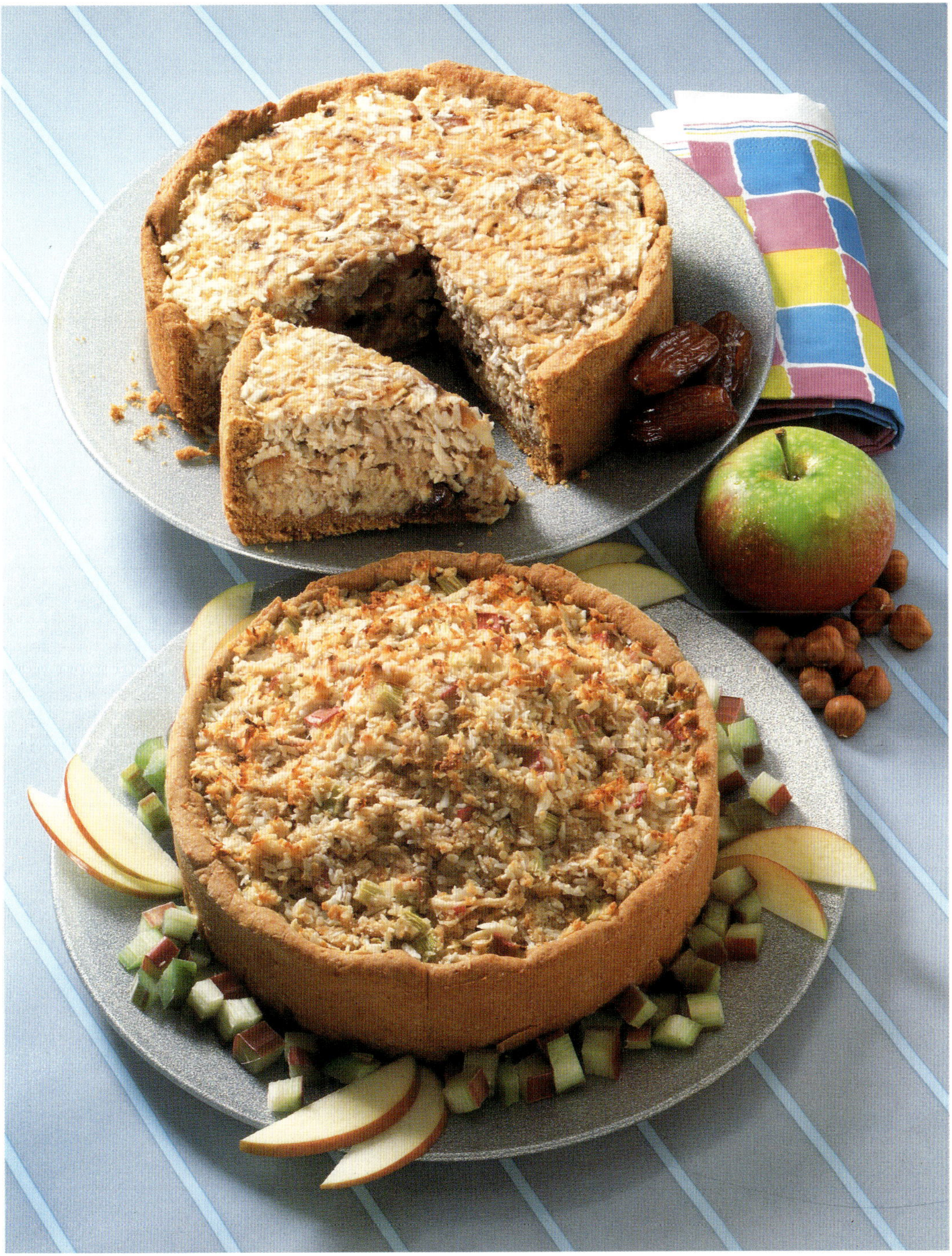

Birnen-Bananen-Kuchen

Zutaten für 1 Springform von
26 cm Ø:

300 g Dinkel, mehlfein gemahlen
80–100 g Pflanzenmargarine
1 Teel. Weinsteinbackpulver
1 Prise gemahlene Vanille
1 Prise jodiertes Meersalz
3 Eßl. Vollrohrzucker
150 ml Sojamilch ohne Geschmack
5 mittelgroße weiche Birnen
50 g gemahlene Mandeln
½ Tasse ungeschwefelte Rosinen
(etwa 40 g)
3 Bananen
1 Eßl. Zitronensaft
Zimtpulver
Für die Form: Fett · Dinkelmehl

Braucht etwas Zeit
Gelingt leicht

Zubereitungszeit: etwa 1 Std.

Bei 16 Stück pro Stück etwa:
740 kJ/180 kcal
4 g EW · 8 g F · 24 g KH
4 g Ballaststoffe

1. Den Dinkel in eine Schüssel
geben. In die Mitte eine Mulde
drücken. Die Margarine in
Stückchen, das Backpulver, die
Vanille, das Salz, den Vollrohrzucker und 1 Eßlöffel Sojamilch
hineingeben. Die Zutaten verrühren. Nach und nach die restliche Sojamilch dazugeben. Mit
der Hand so lange kneten, bis
der Teig sich vom Rand löst.
Aus dem Teig eine Kugel formen.

2. Den Backofen auf 220° vorheizen (Gas Stufe 3–4). Die
Form einfetten und mit Mehl bestäuben.

3. Den Teig in der Form mit
der Hand auseinanderdrücken,
dabei einen etwa 3 cm hohen
Rand hochziehen.

4. Die Birnen schälen, vierteln,
entkernen und raspeln. Mit den
Mandeln und den Rosinen vermengen und auf dem Teig verteilen.

5. Die Bananen schälen, in
Stücke schneiden und darauf
legen. Den Zitronensaft gleichmäßig darüber träufeln.

6. Den Kuchen mit etwas
Zimt bestreuen und im Backofen (unten) in 40–45 Minuten
backen. Zum Durchziehen
einen Tag stehenlassen.

Apfelkuchen mit Streuseln

Zutaten für 1 Springform von
26 cm Ø:

400 g Dinkel, mehlfein gemahlen
150 g Pflanzenmargarine
1 Teel. Weinsteinbackpulver
1 Prise gemahlene Vanille
1 Prise jodiertes Meersalz
¾ Tasse Vollrohrzucker (etwa 80 g)
150 ml Sojamilch ohne Geschmack
4 süße Äpfel
½ Tasse ungeschwefelte Rosinen
(etwa 40 g)
½ Tasse gemahlene Mandeln oder
Haselnüsse (etwa 40 g)
2–3 Eßl. Zitronensaft
Zimtpulver
Für die Form: Fett · Dinkelmehl

Braucht etwas Zeit

Zubereitungszeit: etwa 1 ¼ Std.

Bei 12 Stück pro Stück etwa:
1100 kJ/260 kcal
5 g EW · 13 g F · 34 g KH
4 g Ballaststoffe

1. 300 g Dinkel in eine Schüssel geben. In die Mitte eine
Mulde drücken. Etwa 100 g
Margarine in Stückchen, das
Backpulver, die Vanille, das
Salz, 3 Eßlöffel Vollrohrzucker
und 1 Eßlöffel Sojamilch hineingeben. Die Zutaten verrühren.
Nach und nach die restliche
Sojamilch dazugeben. Den Teig
mit der Hand kneten, bis er sich
vom Rand löst. Aus dem Teig
eine Kugel formen.

2. Den Backofen auf 220° (Gas Stufe 3−4) vorheizen. Die Form einfetten und mit Mehl bestäuben.

3. Den Teig mit der Hand in der Form auseinanderdrücken, dabei einen etwa 4 cm hohen Rand hochziehen.

4. Die Äpfel schälen, vierteln, entkernen und raspeln. Mit den Rosinen, den Mandeln oder Haselnüssen und 1−2 Eßlöffel Zitronensaft vermengen. Diese Mischung auf dem Teig verteilen.

5. Das restliche Dinkelmehl in einer Schüssel mit der restlichen Margarine, dem restlichen Vollrohrzucker, etwas Zimt und 1 Eßlöffel Zitronensaft mit den Fingern zu Streuseln kneten.

6. Die Streusel über den Kuchen streuen. Den Kuchen im Backofen (unten) in 40−45 Minuten backen.

Tip!

Wenn Sie die Zutaten für die Streusel verdoppeln, können Sie die Hälfte der Streusel einfrieren und für den nächsten Kuchen verwenden.

Aprikosentorte

Zutaten für 1 Springform von
26 cm Ø:
300 g Dinkel, mehlfein gemahlen
80−100 g Pflanzenmargarine
1 Teel. Weinsteinbackpulver
1 Prise gemahlene Vanille
1 Prise jodiertes Meersalz
3 Eßl. Vollrohrzucker
150 ml Sojamilch ohne Geschmack
8−10 süße, reife Aprikosen
½ Tasse ungeschwefelte Rosinen
(etwa 40 g)
1 Tasse Kokosflocken (etwa 40 g)
3−4 Bananen
250 g neutraler Tofu
1 Eßl. Ahornsirup
Saft von 1 kleinen Zitrone
½ Teel. Agar-Agar
Für die Form: Fett · Dinkelmehl

Für Gäste

Zubereitungszeit: etwa 1 ¼ Std.

Bei 16 Stück pro Stück etwa:
770 kJ/180 kcal
4 g EW · 7 g F · 27 g KH
3 g Ballaststoffe

1. Den Dinkel in eine Schüssel geben. Mit der Margarine in Stückchen, dem Backpulver, der Vanille, dem Salz, dem Vollrohrzucker und etwas Sojamilch mit der Hand so lange kneten, bis der Teig nicht mehr klebt. Dabei nach und nach die ganze Sojamilch dazugeben.

2. Den Backofen auf 220° (Gas Stufe 3−4) vorheizen. Die Form einfetten und mit Mehl bestäuben.

3. Den Teig mit der Hand in der Form auseinanderdrücken, dabei einen etwa 4 cm hohen Rand hochziehen.

4. Die Aprikosen waschen, halbieren und entkernen. Den Teigboden damit belegen. Die Rosinen in den Zwischenräumen verteilen. Die Hälfte der Kokosflocken darüber streuen.

5. Die Bananen schälen und zermusen. Den Tofu fein reiben. Das Bananenmus, den Tofu, den Ahornsirup, den Zitronensaft, das Agar-Agar und die restlichen Kokosflocken zu einer geschmeidigen Masse verrühren und auf den Aprikosen verteilen.

6. Den Kuchen im Backofen (unten) in 40−45 Minuten backen. Die Aprikosentorte einen Tag durchziehen lassen, damit die Aprikosen besser zu schmecken sind.

Tutti-Frutti-Kuchen

Zutaten für 1 Springform von
26 cm Ø:
300 g Dinkel, mehlfein gemahlen
80–100 g Pflanzenmargarine
1 Teel. Weinsteinbackpulver
1 Prise gemahlene Vanille
1 Prise jodiertes Meersalz
3 Eßl. Vollrohrzucker
150 ml Sojamilch ohne Geschmack
4 Äpfel
4 Bananen
2 Tassen rote oder schwarze
Johannisbeeren (etwa 200 g)
½ Tasse gemahlene Haselnüsse
(etwa 40 g)
½ Tasse ungeschwefelte Rosinen
(etwa 40 g)
½ Tasse Kokosflocken (etwa 20 g)
Zimtpulver
½ Zitrone oder 1 Eßl. Zitronensaft
Für die Form: Fett · Dinkelmehl

Braucht etwas Zeit

Zubereitungszeit: etwa 1 ¼ Std.

Bei 12 Stück pro Stück etwa:
1100 kJ/260 kcal
5 g EW · 10 g F · 36 g KH
5 g Ballaststoffe

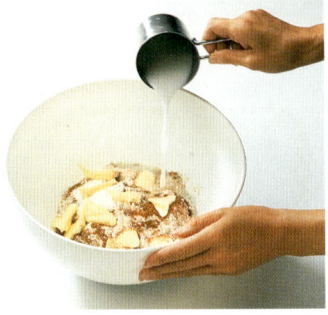

1. Den Dinkel in einer Schüssel mit der Margarine in Stückchen, dem Backpulver, der Vanille, dem Salz, dem Vollrohrzucker und 1 Eßlöffel Sojamilch verrühren. Nach und nach die restliche Sojamilch dazugeben.

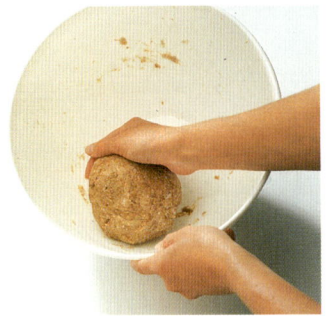

2. Den Teig mit der Hand so lange kneten, bis er sich vom Rand löst. Aus dem Teig eine Kugel formen. Den Backofen auf 220° (Gas Stufe 3–4) vorheizen. Die Form einfetten und mit Mehl bestäuben. Den Teig mit der Hand in der Form auseinanderdrücken, dabei einen etwa 4 cm hohen Rand hochziehen.

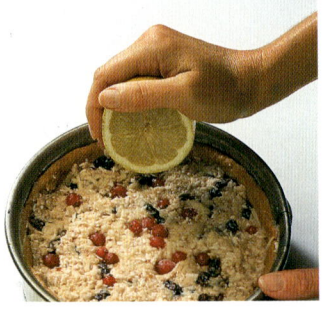

3. Die Äpfel schälen, vierteln, entkernen und raspeln. Die Bananen schälen und dazu raspeln. Die Johannisbeeren waschen, abtropfen lassen und von den Rispen zupfen. Das Obst mit den Haselnüssen, den Rosinen, den Kokosflocken und etwas Zimt vermengen. Die Mischung auf den Teig geben und mit dem Zitronensaft beträufeln.

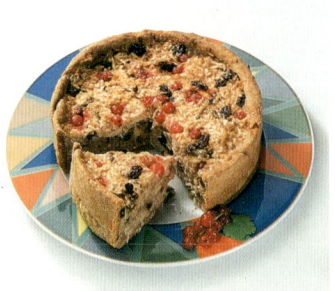

4. Den Kuchen im Backofen (unten) in 40–50 Minuten backen. Vor dem Anschneiden etwa einen Tag ziehen lassen.

Zwetschgen-kuchen

Wenn Sie wirklich reife Früchte verwenden, schmeckt dieser Kuchen ohne Zucker süß.

Zutaten für 1 Springform von etwa
26 cm Ø:
300 g Dinkel, mehlfein gemahlen
80–100 g Pflanzenmargarine
1 Teel. Weinsteinbackpulver
1 Prise gemahlene Vanille
1 Prise jodiertes Meersalz
3 Eßl. Vollrohrzucker
150 ml Sojamilch ohne Geschmack
2 reife Bananen
300–400 g reife Zwetschgen
Zimtpulver
1–2 Eßl. kaltgepreßtes Öl
Für die Form: Fett · Dinkelmehl

Braucht etwas Zeit

Zubereitungszeit: etwa 1 ½ Std.

Bei 12 Stück pro Stück etwa:
860 kJ/200 kcal
4 g EW · 9 g F · 27 g KH
4 g Ballaststoffe

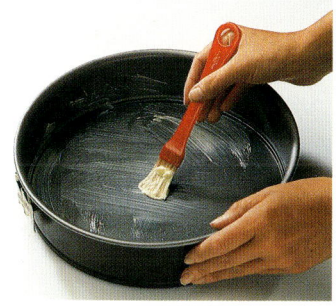

1. Die Form einfetten und mit Mehl bestäuben. Den Dinkel in einer Schüssel mit der Margarine in Stückchen, dem Backpulver, der Vanille, dem Salz, dem Vollrohrzucker und 1 Eßlöffel Sojamilch verrühren. Nach und nach die restliche Sojamilch unterrühren.

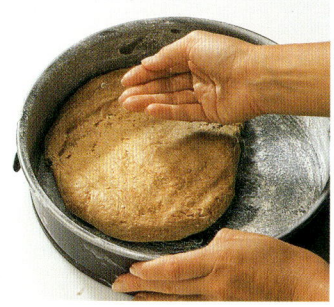

2. Den Teig mit der Hand so lange kneten, bis er sich vom Rand löst. Aus dem Teig eine Kugel formen. Den Backofen auf 220° (Gas Stufe 3–4) vorheizen. Den Teig mit der Hand in der Form auseinanderdrücken, dabei einen etwa 3 cm hohen Rand hochziehen.

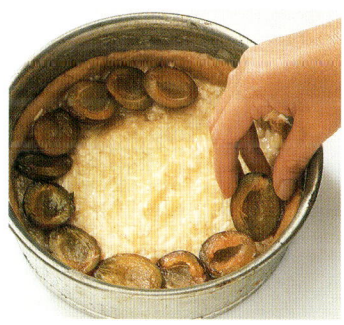

3. Die Bananen schälen, raspeln und auf dem Teig verteilen. Die Zwetschgen waschen, trockentupfen, halbieren und entkernen. Die Zwetschgenhälften mit der Schnittfläche nach oben gleichmäßig auf den Bananenraspeln verteilen.

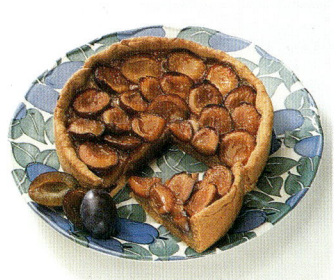

4. Den Kuchen im Backofen (unten) in 40–45 Minuten backen. Etwa 10 Minuten auskühlen lassen. Mit etwas Zimt bestäuben und mit dem Öl beträufeln.

Vollwertkost ohne tierisches Eiweiß in der Praxis

Zu Beginn der Ernährungsumstellung konnte ich mir nicht vorstellen, wie meine täglichen Mahlzeiten aussehen sollten. Deshalb habe ich viel ausprobiert und kombiniert, so daß ich mich inzwischen auf eine Fülle abwechslungsreicher Gerichte freuen kann. Auf dieser Seite zeige ich Ihnen, wie Sie mit den Rezepten aus diesem Buch für 1 Woche Mahlzeiten zusammenstellen können. Dazu noch einige hilfreiche Tips:

• Fast alle warmen Gerichte sind in etwa 50 Minuten und Brotaufstriche in 5–10 Minuten zubereitet.

• Lassen Sie sich Zeit beim Essen und kauen Sie gründlich.

• Frischkost oder Salat sollten Sie immer vor dem Mittag- oder Abendessen zu sich nehmen.

• Keimlinge habe ich immer vorrätig. Keimlinge von Hülsenfrüchten esse ich immer nur kurz erhitzt oder blanchiert.

• Salatsaucen bereite ich im Schraubglas zu. Durch das Schütteln wird sie besonders sämig. Gut verschlossen hält sie sich im Kühlschrank 2–3 Tage.

• Beim Kochen nütze ich einige Handgriffe gleichzeitig als Bewegungsübungen für meine rheumatischen Gelenke. Statt die Einzelteile der Küchenmaschine zusammenzusetzen, reibe ich Obst oder Gemüse auf der Rohkostreibe oder knete den Teig mit den Händen.

• Beim Anrichten der Gerichte gebe ich mir viel Mühe, denn das Auge ißt mit. Hübsch garniert schmeckt's einfach besser.

• Desserts esse ich nur, wenn ich noch nicht ganz satt bin.

• Obst oder Nüsse stillen den kleinen Hunger zwischen den Mahlzeiten.

Essen im Urlaub

Eine Ferienwohnung ist für mich im Urlaub geradezu ideal, weil ich mir schnelle Menüs und frische Salate selbst zubereiten kann. Auf meinem Spaziergang über den Markt am Urlaubsort lasse ich mich vom Angebot inspirieren: frische Kräuter, zarte Blattsalate, Pilze und duftendes Obst regen meinen Appetit und meine Phantasie an. Geschrotetes Getreide fürs Müsli, selbstzubereitete Brotaufstriche und was ich sonst noch brauche, nehme ich von zu Hause mit. Wenn ich Urlaub vom Kochen haben möchte, informiere ich mich über die Möglichkeiten, bevor ich losfahre. Das Handbuch für den gesunden Urlaub (E. Coelle, Verlag Natürlich und Gesund) hilft mir weiter, denn hier erfahre ich, in welchen Orten es vegetarische Pensionen und Restaurants gibt.

1. Tagesplan

Frühstück: Bananenmüsli (Seite 12); Vollkornbrot mit Margarine und Roher Johannisbeermarmelade (Seite 16); Apfelschalentee
Mittags: Blumenkohlrohkost (Seite 28); Lauchgemüse mit Paprika (Seite 40) und Naturreis (Grundrezept Seite 34); Obstsalat mit Ingwer (Seite 53) oder Obst der Saison
Abends: Vollkornbrötchen mit Margarine und Avocadocreme (Seite 16); Mineralwasser
Zwischendurch: Apfel-Dattel-Snack (Seite 21)

2. Tagesplan

Frühstück: Birnenmüsli (Seite 12); Vollkornbrot mit Margarine und Bananen-Tofu-Aufstrich (Seite 17); Malzkaffee mit Sojamilch
Mittags: Zucchinisalat mit Tofu (Seite 28); Gemüse mit Grünkern (Seite 38); Beeren-Bananen-Mus (Seite 52) oder Obst der Saison.
Abends: Vollkornbrot mit Margarine und Tofucreme mit Egerlingen (Seite 16); Knabberteller (Seite 8); Malventee
Zwischendurch: Gemüsesandwich (Seite 22)

3. Tagesplan

Frühstück: Kirschmüsli (Variante Seite 12); Knäckebrot mit Curry-Aufstrich (Seite 17); Pfefferminztee
Mittags: Kohlrabi-Haselnuß-Salat (Seite 28); Broccoli mit Champignons und Tofu (Seite 37); Rösti (Seite 49); Obst der Saison
Abends: Karottensalat (Seite 24); Knäckebrot; Zwiebelsuppe mit Tofu (Seite 32)
Zwischendurch: Birnen-Bananen-Shake (Seite 25)

4. Tagesplan

Frühstück: Orangenmüsli (Seite 13); Vollkornbrot mit Margarine und Bananen-Tofu-Aufstrich (Seite 17); Früchtetee
Mittags: Karottensalat mit Rosinen (Seite 30); Auberginen in Tofusauce (Seite 38) mit Naturreis, Hirse oder Buchweizen (Grundrezept Seite 34 und 35); ½ Grapefruit
Abends: Gefüllte Tomaten (Seite 24); Vollkornbrot mit Meerrettich-Aufstrich (Seite 21); milchsauer vergorener Gemüsesaft (Reformhaus)
Zwischendurch: Studentenfutter

5. Tagesplan

Frühstück: Pfirsichmüsli (Seite 14); Tofu-Kräuter-Doppeldecker (Seite 20); Malzkaffee mit Sojamilch
Mittags: Bunter Tofu-Kartoffelsalat (Seite 48); Panierte Tofuschnitzel (Seite 42); Obstsalat mit Chili (Seite 52)
Abends: Milchsauer eingelegtes Gemüse (fertig aus dem Reformhaus); Vollkornbrot mit Avocado-Paprika-Creme (Seite 21); Mineralwasser
Zwischendurch: Wassermelonen-Drink (Seite 24)

6. Tagesplan

Frühstück: Aprikosenmüsli (Seite 13); Vollkornbrötchen mit Margarine und Tofu-Aufstrich mit Blumenkohl (Seite 17)
Mittags: Sauerkraut-Rohkost mit Keimlingen (Seite 30); Kicher-erbseneintopf (Seite 33); Tofu-Dessert mit Aprikosen (Seite 52) oder Obst der Saison
Abends: Feldsalat mit Tomaten (Seite 26); Vollkornbrot mit Meerrettich-Aufstrich (Seite 21); milchsauer vergorener Gemüsesaft (Reformhaus)
Zwischendurch: Vitamin-Mix (Seite 25)

7. Tagesplan

Frühstück: Traubenmüsli (Seite 14); Vollkornknäckebrot mit Margarine und Roher Johannisbeermarmelade (Seite 16); Hibiskustee
Mittags: Kopfsalat mit Orangen (Seite 26); Zucchini-Pizza (Seite 46); Obsttafel (Seite 50)
Zwischendurch: Birnen-Bananen-Kuchen (Seite 56)
Abends: Blumenkohl mit Tomaten (Seite 44); Vollkornbrötchen mit Margarine und Roggenkeimling-Salat (Seite 23); Lauch-Apfelgemüse (Seite 41); Spinat auf persische Art (Seite 44); Mineralwasser mit milchsaurem Gemüsesaft vermischt. Das Abendessen reicht für 4 – 5 Personen.

Für Gäste: Ein kaltes Buffet

Wenn ich Gäste erwarte, schaffe ich die damit verbundene Arbeit am besten, wenn ich ein kleines Buffet vorbereite. Die folgenden Rezepte sind dafür besonders geeignet. Wählen Sie je nach Anzahl der Gäste einfach aus, was Ihnen am meisten zusagt.

• Spinat auf persische Art (Seite 44)
• Kopfsalat mit Orangen (Seite 26)
• Gefüllte Tomaten mit Tomatencocktail (Seite 24)
• Blumenkohl mit Tomaten (Seite 44)
• Vollkorn-Baguettehälften, verschiedene Brotaufstriche, garniert mit Kräutern, roten, gelben und grünen Paprikaringen, Champignonscheiben, Radieschen und milchsauren Gurken
• Dinkelpaste (Variante Seite 35)
• Bunter Tofu-Kartoffelsalat (Seite 48)
• Obstsalat mit Chili (Seite 52)
• Obsttafel (Seite 50)
• Wassermelonen-Drink (Seite 24)

Wenn Ihnen meine Anregungen gefallen, wünsche ich Ihnen viel Freude beim Zubereiten, einen guten Appetit und einen baldigen gesundheitlichen Aufschwung.

Ihre Marlis Madani

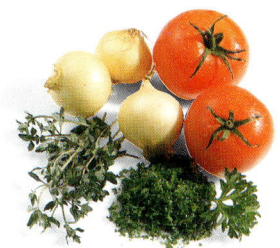

Zum Gebrauch

Damit Sie Rezepte mit bestimmten Zutaten noch schneller finden können, stehen in diesem Register zusätzlich auch Hauptzutaten wie Dinkel und Tofu – ebenfalls alphabetisch geordnet und halbfett gedruckt – vor den entsprechenden Rezepten.

IMPRESSUM

Umschlag-Vorderseite: Das Rezept für Zucchini mit Hirsefüllung finden Sie auf Seite 41.

CIP-Titelaufnahme der Deutschen Bibliothek
Madani, Marlies:
Meine erfolgreiche Rheuma-Diät: vollwertige Ernährung ohne tierisches Eiweiß; ein persönlicher Erfahrungsbericht; mit medizinischer Einführung / - Marlis Madani; Hellmut Lützner. – 1. Auflage – München: Gräfe und Unzer, 1992
(GU Moderne Diät)
ISBN 3-7742-1127-2

1. Auflage 1992
© Gräfe und Unzer GmbH, München.

Redaktion:
Dipl. oec. troph. Maryna Zimdars
Fotos: Georg M. Wunsch
Umschlaggestaltung: Heinz Kraxenberger
Herstellung: Ulrike Laqua
Satz: OK Satz GmbH, Gröbenzell
Reproduktion: SKU, München
Druck: Appl, Wemding
Bindung: Sellier, Freising

ISBN 3-7742-1127-2

Marlis Madanis

Krankheit hat ihre persönliche Entwicklung entscheidend beeinflußt. Die langjährige Tätigkeit als Krankenschwester mußte sie wegen ihres Rheuma aufgeben. Deshalb widmete sie sich den Sprachen, absolvierte ein Übersetzerstudium und unterrichtete danach an der Volkshochschule. Ihr Wunsch, anderen Menschen zu helfen, ihre Liebe zum kreativen Kochen und ihr ausgeprägtes Durchhaltevermögen auf dem Weg aus der Krankheit veranlaßten sie, dieses Buch zu schreiben. Um anderen Betroffenen Mut zu machen, berichtete sie außerdem in verschiedenen Fachzeitschriften und hielt Vorträge über ihre positiven Erfahrungen beim Heilfasten und der Ernährungsumstellung auf Vollwertkost ohne tierisches Eiweiß.

Dr. med. Hellmut Lützner

ist Facharzt für Innere Medizin und Physiotherapie. Als Chefarzt leitet er seit langem eine Fachklinik für ernährungsabhängige Krankheiten. Heilfasten ist sein Spezialgebiet. Als erfahrener Fastenarzt führte er Frau Madani mit Rat und Anleitung durch die Fastentage. In vielen Veröffentlichungen berichtete er über die Möglichkeit, Rheuma mit dieser Therapie positiv zu beeinflussen.

Wichtiger Hinweis

Der Einfluß der Ernährung auf »rheumatische« Prozesse wird zur Zeit noch kontrovers diskutiert. Die in diesem Buch beschriebene Ernährungstherapie sollte nur nach Rücksprache mit einem rheumatologisch und diätetisch ausgebildeten Facharzt durchgeführt werden – bitte informieren Sie sich bei ihm. Damit ärztliches Wissen angereichert werden kann, berichten Sie bitte, sobald Sie einen Zusammenhang zwischen Ihrer Krankheit und Ihrer Ernährung erkennen, an:
Dr. H. Lützner; Forellenweg 12; 7770 Überlingen.
Kaufen Sie möglichst nur gereinigtes Getreide. Schmutz und Unkrautsamen (vor allem Samen der giftigen Kornrade) dürfen nicht enthalten sein. Das gleiche gilt auch für das heute wieder häufiger auftretende Mutterkorn. Es entsteht durch einen Pilz, der vor allem den Roggen befällt. Das violett-schwarze, innen schneeweiße Mutterkorn ähnelt einem stark vergrößerten, leicht gebogenen Getreidekorn. In größeren Mengen verzehrt, kann es lebensgefährliche Vergiftungen hervorrufen.
Essen Sie Schoten oder Samen von Hülsenfrüchten niemals roh. Erst durch ausreichendes Garen wird das darin enthaltene natürliche Gift, das Phasin, unschädlich gemacht. Beim Keimen wird dieses Gift nur teilweise abgebaut. Keimlinge von Hülsenfrüchten sollten daher besser kurz erhitzt/blanchiert und nicht zu oft verzehrt werden.